# *REIKI*

# *Un poderoso catalizador para la transformación personal y la sanación*

霊
気

# REIKI

# Un poderoso catalizador para la transformación personal y sanación

Guía práctica para el principiante, el practicante y el Maestro Reiki

Incluye una selección de testimonios

## Roland Bérard

**Aclaración**

Este libro no pretende sustituir el apoyo médico profesional. El lector debe acudir regularmente a una consulta médica en temas que atañen a su salud y en particular en relación a cualquier síntoma que requiera un diagnóstico o atención médica.

Legal deposit- Bibliothèque et Archives Canada 2019
Legal deposit- Bibliothèque et Archives nationales du Québec 2019

**Creditos**

Carátula diseñada por KillerCovers

Traducción: Rafaela Barrio Maestre, Alejandro Barrio Maestre y Sergio Barrio Tarnawiecki

Símbolo Reiki e imágen en la contratapa y página del título
©James Kingman/Dreamstime

ISBN : 978-0-9919112-4-0

Primera edición junio 2019

Roland Bérard.

*Dedico este libro al Maestro interior.*


*También lo dedico a todos aquellos que transforman en mundo, una persona a la vez, comenzando por ellos mismos.*

*No soy un Sanador. No soy sino un cascarón.*

*Los espíritus trabajan a través mío y me ayudan a que las personas se sientan mejor.*

*Me usan como canal para que sus Dones Curativos se derramen sobre el cuerpo de quienes lo necesitan, Yo no soy sino un canal.*

*Por favor, no me llames sanador. No soy diferente a ti.*

*Solo entrego mi tiempo para servir a mi Dios y ver qué puedo hacer.*

*Para ayudar a la Hermandad Espiritual a que pase su Bálsamo Sanador y para rogar que las almas con las que me encuentro a diario no sufran ningún daño.*

*No me vean como un sanador, mis manos no son nada distintas a las suyas.*

*No soy sino un instrumento para ser usado en ayuda de personas como tú.*

*Y cuando se acerque la hora de la muerte para este marco terrenal, Mi Alma gritará "Gracias mi Dios por usarme como Yo."*

*Autor desconocido*

# ÍNDICE

# INTRODUCCIÓN

En un bosque había dos caminos divergentes, y
yo – tomé el menos transitado.
Y eso hizo que todo fuera diferente.


Robert Frost (1916)
"The Road Not Taken"

En 1994 conocí el Reiki por primera vez. No sabía nada en ese entonces acerca del trabajo con la energía, Pero se despertó mi curiosidad cuando escuché que se hablaba de ese tema en la oficina de un naturista donde trataban a mis hijos. Decidí tomar un curso de fin de semana, luego que Cecile, la esposa de mi profesor de violín me mostró el folleto de su Maestro Reiki y compartió conmigo brevemente su experiencia con el Reiki.

En 1994 conocí el Reiki por primera vez. No sabía nada en ese entonces acerca del trabajo con la energía, pero se despertó mi curiosidad cuando escuché que se hablaba de ese tema en la oficina de un naturista donde trataban a mis hijos. Decidí tomar un curso de fin de semana, luego que Cecile, la esposa de mi profesor de violín me mostró el folleto de su Maestro Reiki y compartió conmigo brevemente su experiencia con el Reiki.

Mi experiencia en este primer curso fue profunda. Siempre quise ayudar a las personas que sufren y este método parecía ser una forma sencilla de hacerlo. Me sentí muy motivado y con muchas ganas de practicar conmigo mismo, con mi familia, amigos y cualquiera que estuviese interesado en explorar algo nuevo. También me intrigaba mucho la posibilidad de ofrecer un tratamiento a distancia y tuve la suerte de practicarlo familiares que vivían en otra ciudad.

Me impresionó mucho cuando supe que mi cuñado que sufría de un problema en el hombro lo superó en una sola sesión de Reiki, luego de muchas consultas infructuosas con otras disciplinas. El problema de mononucleosis que afectaba a un sobrino mío, se curó en menos de la tercera parte del tiempo habitualmente necesario. Estos resultados me motivaron a que avanzara en mi aprendizaje.

Nunca me imaginé que devendría en profesor. No ghjbnvc xzobstante, al concluir tres años después el nivel de Maestro de Reiki, ya me era evidente que quería compartir este don con otros. Comencé a enseñar.

El Reiki me cambió la vida. El proceso autocurativo que experimenté a través del Reiki, me llevó a explorar mi terapia personal y a seguir otros caminos de entrenamiento. En 2001 dejé mi trabajo de ingeniero y de gerente de proyectos a tiempo completo y comencé mi práctica para trabajar individualmente con personas y para la enseñanza.

El Reiki fue la primera forma de sanación que experimenté y aprendí. Luego de transformarme en un Maestro Reiki, aprendí otras rutas sanadoras y terapéuticas como Barbara Brennan's Healing Science, Emotional Freedom Technique, Theta Healing, Quantum Touch, Hakomi y recientemente la fasciaterapia (Metodo Danis Bois) and Core Energetics. En mis sesiones ahora integro todas estas técnicas diferentes con mis clientes para facilitar y ayudarlos en sus procesos curativos.

Mi práctica Reiki ha evolucionado hacia una forma de acompañar a las personas en su camino de autoconocimiento, crecimiento y mejora de su bienestar al integrar el trabajo energético y de la consciencia con las terapias centradas en el cuerpo. He aprendido a entrar en un estado de presencia amorosa, a seguir a aquello que quiere surgir en el momento, a confiar en la organicidad de los procesos de curación espontánea, a tener fe en que el cliente sabe en realidad lo que necesita y que tiene los recursos internos para sanar, y he aprendido a confiar en que, sin esfuerzo, aparecerá la técnica más apropiada para lo que se requiere.

He crecido enormemente en mi autoconocimiento y en el amor a mi mismo y he podido ayudar a otros a niveles muy profundos en sus propios procesos de transformación. Este viaje ha tenido una influencia drástica sobre mis relaciones familiares, con mis hijos y con mis parejas.

Aunque fue un gran desafío el cambiar de carrera y desarrollar una clientela suficientemente numerosa para sostener un nivel de vida decente, nunca he vuelto a mirar hacia atrás. Sé que estoy haciendo el trabajo de mi vida – vine aquí para hacer esto. Agradezco muchísimo a mi ex esposa Marla y a mis dos hijos Philip y Benoit por su infatigable apoyo y su estímulo mientras recorríamos este cambio de vida. Y me siento bendecido por haber aprendido de tantos maestros profesores en el camino.

Cada vez me siento más capaz de vivir en el momento presente en lugar de dejar que mi pasado dictamine mi presente y se transforme en un modelo para mi futuro. La autoconsciencia y el autoempoderamiento me permiten en todo momento tomar decisiones mejor alineadas con mi Verdadero Yo.

Con este libro sobre Reiki quiero compartir humildemente mi experiencia y punto de vista personal, con aprendices, practicantes y maestros. He incluido testimonios que me fueron ofrecidos por estudiantes y practicantes.

Si eres novato en Reiki, espero que este libro te estimule a aprender este método capaz de cambiar tu vida, un método simple, fácil de explorar, accesible, fácil de aprender y espero así que se abra el camino para que surja tu propio maestro interior. Esto puede enriquecer lo que ya estás haciendo o ayudarte a tomar una nueva dirección. A través del Reiki vas

3

a aprender cómo compartir con el mundo el don de aquello que eres y todos se beneficiarán de eso. Te invito a que te ofrezcas a ti mismo el don maravilloso del Reiki y a que te unas a las innumerables personas cuyas vidas han sido transformadas por el Reiki.

Si eres un practicante de Reiki podrás descubrir diferentes puntos de vista acerca de lo que ya has aprendido, podrás ampliar tus conocimientos y encontrar informaciones útiles que te ayudarán en tu práctica.

Si eres un Maestro Reiki, espero que este libro te ofrezca alternativas y introvisiones que refuercen tus materiales de enseñanza y tu estilo docente.

# DESCRIPCIÓN GENERAL

Este libro se divide en seis partes e incluye anexos de apoyo.

Capítulo 1 – **El Reiki, qué es y para qué sirve?** Nos muestra qué es el Reiki, su historia, sus principios guía, sus beneficios y usos.

Capítulo 2 – **El campo energético**, nos ofrece una breve visión de los campos de la Energía Universal y Humana a través del cual se aplica el Reiki.

Capítulo 3 – **Aprendiendo Reiki**, nos presenta los diferentes niveles y qué es lo que se enseña en cada uno.

Capítulo 4 – **Aplicando el Reiki: guías para el practicante** trata de diversos aspectos de lo que constituye el tratamiento que deben ser tomados en cuenta por el practicante.

Capítulo 5 – **Integrando el Reiki en tu vida y en tu trabajo** muestra varias formas como puedes integrar el Reiki en tu vida cotidiana y en tu espacio de trabajo.

Capítulo 6 – **La transformación a través del Reiki** nos habla acerca de las jornadas de autoconocimiento y del camino de practicante desde el Nivel 1 hasta el de Maestro.

Los anexos ofrecen materiales y recursos complementarios relevantes.

# CAPITULO 1

# REIKI: QUÉ ES Y PARA QUÉ SIRVE

En este capítulo vamos a explorar qué es el Reiki así como su historia, sus principios, beneficios y usos varios del mismo.

## Qué es el Reiki?

El Reiki es una técnica sanadora de contacto originaria del Tibet que fue "redescubierta" a finales del Siglo XIX por Mikao Usui, monje japonés apasionado con la sanación. Para ponerlo en términos sencillos, Reiki es un modo accesible, sencillo y efectivo de hacer uso del potencial de la energía universal para que tú y otros puedan beneficiarse de ella.

No es una secta ni una religión. Un Maestro Reiki es un profesor, no un guru. El Reiki se transmite directamente de un Maestro a un alumno. A los estudiantes no se les presiona para que avancen hasta otros niveles; reciben el apoyo del Maestro Reiki que los estimula para que avancen a su propio ritmo si así lo desean.

La palabra Reiki se forma con dos palabras – Rei y Ki. El "Ki" en Reiki es la energía vital y la consciencia que es parte de todas las cosas y se la nombra también como Chi, Prana, o Fuerza Vital. "Rei" significa universal. Juntas significan Energía Universal. Esta energía es consciencia y amor incondicional. Cuando uno se conecta con ella y la transmite, tiene un efecto calmante, ya que estimula y apoya la sanación desde adentro. La energía Reiki vibra a una frecuencia específica, cercana a la del color violeta, lo que apoya la sanación y el despertar consciente.

Este sencillo método de sanación es accesible a todos y es fácil de aprender en un curso de uno o dos días. No existen prerrequisitos. Todos pueden canalizar la energía sanadora universal. Es muy probable que la percibas cuando asientes una mano cálida sobre otra persona o cuando alguien la pone sobre ti con la misma calidez. Aunque hay muchas técnicas sanadoras de contacto, el Reiki difiere de las demás por su sintonía que permite aumentar la capacidad para transmitir energía. La sintonía es una transmisión vibratoria del Maestro Reiki que empodera a quien la recibe.

Por simple que sea, si uno accede a un curso de Reiki puede lograr una gran transformación. Yo sigo enseñando Reiki debido a las transformaciones que evidencian mis estudiantes cuando comparten sus experiencias después de haber avanzado un nivel. Muchos regresan para continuar profundizando su experiencia y conocimientos. Cada nivel de Reiki tiene un poderoso efecto acumulativo.

El Reiki tradicional se aprende en tres o cuatro niveles, dependiendo del linaje del Maestro Reiki. Otras formas de Reiki han evolucionado como información adicional, técnicas y símbolos recibidos por Maestros Reiki e integrados a las nuevas prácticas.

El Reiki se puede usar para ofrecerse tratamiento a uno mismo o a otra persona. No tienes que creer en el Reiki para que te funcione. Simplemente tienes que tener la intención sanadora. La energía Reiki no puede hacer daño ni puede ocurrir un exceso de la misma.

Los niños y niñas responden muy bien al Reiki, pueden sintonizarse desde muy temprana edad y pueden aprenderlo e integrarlo rápidamente. Es una gran ventaja para los niños el sintonizarse a principios de su vida ya que les permite darse a si mismos tratamientos y recibir el apoyo del Reiki desarrollando plenamente su potencial y compartiendo sus dones.

El Reiki puede ser usado en el alimento, en el agua, en plantas, animales, situaciones, eventos pasados y futuros, y muchas otras cosas, como lo irás descubriendo en este libro.

## Historia breve

El monje tibetano Mikao Usui era un apasionado de la sanación. ¿Por qué se focalizó (en su época y según sus tradiciones) en los aspectos espirituales de la sanación en lugar de los físicos? Es probable que haya escuchado acerca de la curación por imposición de manos pero no conocía esa práctica lo suficiente como para practicarla, ni podía tal vez encontrar a nadie que pudiese responder sus preguntas.

La curiosidad de Usui lo llevó a una búsqueda en la que estudió todo lo que podía encontrar, incluyendo escritos chinos y japoneses y antiguos textos budistas (conocidos como sutras). En un Sutra de la tradición tibetana encontró una de las claves que estaba buscando. En medio de un ayuno y meditación de 21 días en el sagrado Monte Kurama del Japón, recibió las claves para activar y usar los símbolos que encontró en esos textos antiguos.

Usui se apoyó en este descubrimiento para desarrollar un método efectivo de curación basado en el contacto con las manos que él denominó Usui Shiki Ryoho (Método de Sanación Usui), que usó por primera vez para dar tratamiento a personas pobres de un ghetto de Kyoto. Posteriormente viajó por el Japón para imparftir sus enseñanzas a aquellos que quisieran aprender el método y avanzar en su autosanación y transformación. Usui adoptó cinco principios para "encompasar" el método y para que sirva de guía a los practicantes del Reiki. También reconoció la importancia de un intercambio para asegurar que el beneficio de quien reciben el tratamiento sea el máximo posible.

Hawayo Takata, una mujer japonesa-norteamericana de Hawai aprendió el método luego de haber sido tratada y curada por unos tumores en la clínica del Dr. Chijiro Hayashi, que era un estudiante y sucesor de Usui. La Sra. Takata regresó a Hawai para practicar Reiki y posteriormente se mudó a California. Para que el Reiki fuera más aceptable y agradable para la mentalidad occidental, ella "empaquetó" lo que había aprendido en tres cursos simples pero poderosos. A finales de su carrera en los años 1980, había entrenado a veintidós Maestros Reiki, quienes difundieron el método en el mundo entero.

Aunque la versión tradicional de la historia que se adopta en muchos libros sobre el Reiki sostienen que los únicos sucesores oficiales de Usui fueron el Dr. Chujiro Hayashi y Hawayo Takata, Usui en realidad enseñó el método a muchos otros Masters Reiki en el Japón que continuaron practicando Reiki. En su libro *El espíritu del Reiki,* Lübeck et al., 2015) muestran los resultados de sus investigaciones acerca de los otros legados de Usui.

Hoy en día, el Reiki se ha vuelto muy popular y está siendo usado profesionalmente como un abordaje holístico de sanación alternativo. Es muy estimulante ver cuantas personas jóvenes en sus 20s o 30s se acercan a mis cursos de Reiki.

En la medida en que la profesión médica se familiariza con sus beneficios curativos y la calma que alimenta, el Reiki está siendo integrado en hospitales para ayudar a los pacientes a que se preparen para algunos procedimientos médicos o para que se recuperen de estos. En los últimos años he tenido el honor de ser invitado por la Universidad McGill de Montreal, en Canadá, para presentar a los estudiantes de cuarto año de medicina lo que es el Reiki.

## Asociaciones Reiki

El Reiki se transmite directamente del Maestro Reiki al estudiante y no está regulado en ninguna forma. La mayoría de los Maestros se mantienen leales a lo que aprendieron de su Maestro Reiki, aunque añaden un toque personal a sus enseñanzas. No es necesario ser miembro de una asociación para practicar Reiki a un nivel profesional, sin embargo estas asociaciones son un recurso valioso que aporta credibilidad y visibilidad ante sus potenciales clientes.

Usualmente las asociaciones Reiki son creadas por profesores de Reiki, practicantes y estudiantes e integrantes que los apoyan. Frecuentemente establecen requisitos para ser ofrecer un registro y aportan guías para la enseñanza, materiales para cursos, códigos de ética, apoyo a los miembros, directorios de recursos, circulares de noticias y grupos de correo electrónico para que los miembros compartan sus experiencias y se apoyen mutuamente.

Muchas de estas asociaciones promueven e incluso organizan actividades para "Compartir Reiki", en las que estudiantes, practicantes y a veces recién llegados al Reiki puedan compartir sus experiencias, conocer a otros practicantes y compartir tratamientos entre ellos. Estas formas de compartir usualmente las organiza un Maestro Reiki y proveen un foro para practicar y avanzar en el aprendizaje; sin embargo cualquier persona que quieran hacerlo, pueden con otros reunirse y compartir.

La mayoría de las asociaciones promueven el Reiki y apoyan le puesta en marcha de programas en las comunidades, organizaciones de salud y hospitales. Algunas apoyan e inician programas de investigación para validar los resultados del Reiki.

La asociación original formada por la Sra. Takata se llama American Reiki Association".

11

Posteriormente se formaron otras asociaciones. La siguiente lista incluye a algunas de las primeras asociaciones Reiki en los Estados Unidos.

- The Reiki Alliance, formada por Phyllis Lee Furumoto (nieta de Hawayo Takata);

- The American International Reiki Association Inc. (AIRA), formada por la Dra. Barbara Weber Ray;

- The American Reiki Masters Association (ARMA), formada por el Dr. Arthur Robertson, que introdujo el sistema de cuatro niveles; y

- The International Center for Reiki Training, formado por William Rand.

Actualmente hay asociaciones en muchos países. La búsqueda de sus páginas web te ayudará a localizarlas en tu área.

## El Reiki como catalizador del crecimiento personal

En mis cursos de Reiki enfatizo que de lo que se trata es antes que nada de un camino al interior de uno mismo. En mi opinión, ese es uno de los regalos más preciados del Reiki que nunca dejan de sorprenderme.

Las sintonizaciones que el Maestro Reiki transmite al estudiante durante los cursos, incrementan el nivel vibratorio del campo energético y abren el canal que permite que la energía Reiki fluya más fácilmente.

Además de abrir los canales energéticos, esas sintonizaciones actúan como catalizadores del crecimiento y transformación personal. Inician un proceso que abre el camino a uno mismo alineándose a las tareas personales o globales que ha elegido para su vida. En la medida en que continúa la integración de las nuevas energías, el estudiante puede tomar consciencia de sus bloqueos en la forma de creencias limitantes o de emociones contenidas que están listas para ser liberadas. Se hacen presentes oportunidades que antes estaban fuera de la consciencia. Aparecen inesperadas sincronicidades que abren nuevas puertas congruentes con el próximo paso a dar en la vida.

En la medida en que el que estudia Reiki se alinea con el propósito de su vida, va dejando de ser una lucha y deviene un quehacer más nutricio. Las actitudes y percepciones que uno tiene de su labor en la vida pueden cambiar de modo que se vuelven más placenteras y tal vez se descubren otras pasiones o trabajos que se adecúan mejor o están más alineados con el verdadero yo descubre y asume. Este proceso lo acerca a personas que lo asistirán y apoyarán, tal vez amigos, colegas, profesores o terapeutas. Simplemente aparecen nuevas personas y experiencias alineadas con su tarea vital. Mientras más consciente de su dinámica personal se torna el estudiante y comienza a afectar más los cambios en su vida, más presente se volverá ante sí mismo. De esta manera, el mayor contacto consigo mismo le permite compartir sus verdaderos dones y mejora sus relaciones.

Todo esto aumenta su capacidad para estar presente y tiene un efecto positivo sobre su capacidad para estar con las personas que atiende. Si uno renuncia a lograr resultados y al ego, logra el beneficio de permitir que la energía Reiki fluya con mayor facilidad y fuerza.

Durante los sucesivos cursos, los estudiantes comparten sus testimonios de este proceso de transformación. Tengo el honor de haber sido testigo de su crecimiento, su transformación y de cómo logran sentirse más felices e integrados.

Tal como lo señalé en la introducción a este libro, el Reiki también ejerció una tremenda influencia sobre mí, habiéndome llevado a un camino que cambió mi vida y me condujo al trabajo de mi vida.

### Los cinco principios fundamentales del Reiki

Entre los muchos principios que pueden guiarnos en la vida, Mikao Usui adoptó cinco que se alinean íntimamente con las enseñanzas de Buda.

- Solo por hoy, no me voy a preocupar.

- Solo por hoy, no me voy a molestar.

- Solo por hoy, voy a honrar a los ancianos, a mis maestros y a todos los seres vivientes.

- Solo por hoy, voy a ganarme la vida honradamente.

- Solo por hoy, voy a adoptar una actitud de agradecimiento.

- Usui también adoptó el principio del intercambio para el tratamiento.

Estos principios construyen un contexto para una vida sana; y su integración a la vida cotidiana es una labor en curso que dura toda una vida.

Me agrada la manera como se formulan estos principios. Esas tres palabras – SOLO POR HOY – pueden adaptarse a la situación personal de cada uno a su capacidad para ese momento: "Solo por este mañana, solo por este minuto, solo por esta semana o por este mes."

Esas pocas palabras nos permiten integrar los principios a un ritmo que está bajo nuestro control y no requiere un compromiso de por vida. Podemos plantear nuestras intenciones y tomar decisiones realistas, alcanzables y quizá susceptibles de ser medidas, alineados con el principio y con el deseo de mejorar nuestra vida y las de los demás.

Bárbara, Maestra Reiki, dice:

*Cuando escuché por primera vez los principios, entendí la lógica subyacente. Toda mi vida había tratado de tomar decisiones definitivas para cambiar algo de mí. Mis afirmaciones siempre tenían esta forma: "De ahora en adelante, no voy a hacer esto o aquello". Cuando comencé a aplicar los principios comenzando con la frase "Solo por hoy" comencé a sentir que me libraba de un peso enorme. Me di cuenta que al intentar de plasmar mi afirmación en el futuro, me ocasionaba una tensión que me hacía rendirme mucho antes de lo que debería en la búsqueda de un cambio.*

Para integrar los principios y crecer con ellos, se requiere el desarrollo de una destreza clave, la del Testigo o el Yo Observador. Esta destreza nos permite observarnos a nosotros mismos con curiosidad, compasivamente, sin juzgarnos, de modo que podemos darnos cuenta de nuestras reacciones y eventualmente podemos aprender a responder en lugar de reaccionar frente a lo que ocurre en el momento.

Esta destreza nos ayuda a ver cómo muchas veces nuestro ego actúa equivocadamente. Nos ayuda a desarrollar un ego maduro y adulto que eventualmente permite su propia trascendencia. Eckhart Tolle (*A New Earth,* 2005) nos ofrece una estupenda obra que nos ayuda a identificar y transformar el ego.

Durante mis cursos pasé muchas horas explorando y discutiendo los principios con mis estudiantes. Elaboraré un poco acerca de cada una de estas ideas.

### Solo por hoy no me voy a preocupar

Cuando estamos preocupados es difícil estar presentes y disfrutar lo que estamos haciendo, pasarla bien con las personas con quienes estamos o lo que está ocurriendo en el momento. La preocupación siempre tiene que ver con el temor de que algo desagradable ocurra en el futuro, aunque su origen se encuentre en alguna experiencia previa. Nos preocupamos de muchas cosas sobre las cuales tenemos poco o ningún control: situación económica, enfermedades, nuestros hijos, nuestro trabajo, lo que los demás piensan de nosotros, nuestra valía, si hicimos lo correcto, etc.

La vida ocurre en el momento. El pasado pasó y el futuro no ocurre aún, es solo una de las innumerables posibilidades. Nuestras experiencias pasadas nos han llevado a asumir creencias y a hacer generalizaciones acerca del mundo. Esto nos limita y nos impide ver la realidad tal y como ella es. Si no somos conscientes y cuidadosos, nuestro pasado se puede convertir en nuestro futuro. Nuestras creencias controlan nuestros pensamientos y nuestra manera de ver las cosas. De esa manera controlan nuestros pensamientos y nuestra manera de ver las cosas. Por lo tanto, controlan nuestra conducta y la manera cómo organizamos nuestra experiencia actual. Si creemos que la gente nos ve de cierta manera, distorsionamos el modo en cómo se relacionan con nosotros y reaccionamos a partir de esta visión distorsionada. Sus reacciones son congruentes con nuestras expectativas. Esa es la manera como creamos nuestro futuro basado en nuestro pasado.

Cuando nos damos cuenta de esta dinámica, es posible crear un futuro diferente.

Integrar este principio significa: Confía en ti mismo. Confía en que estás exactamente donde necesitas estar. Confía en que la vida te va a traer lo que necesitas para crecer y para mostrarte donde necesitas ir. Ríndete, no en el sentido de la derrota, sino en el de entregarte a un orden superior o un poder superior.

Eckhart Tolle (2013) amplía el tema del momento presente en el *El Poder del Ahora* y elabora acerca de la manera de mejorar nuestra capacidad para vivir aquí y ahora en lugar de vivir en el pasado o el futuro.

"No puedes estar en el ayer, solo puedes recordar el ayer. No puedes estar en el mañana, solo puedes prever el mañana. Solo puedes estar en el presente." (Desjardins, 2002)

Al tomar consciencia de nuestra conducta se hace posible para nosotros cambiarla, y a veces esto puede ocurrir en un período muy corto de tiempo.

**Solo por hoy, no me voy a molestar**

Este es un principio muy desafiante para muchas personas, incluyéndome a mí mismo.

Cuando pregunto a mis estudiantes: ¿qué haces con tu furia?, esto es lo que suelen responderme cosas como:

- Tiendo a reprimirla.

- La expreso cuando estoy solo y no hay nadie a mi alrededor.

- Exploto. Mis amigos están acostumbrados.

- La nombro, y pareciera disolverse.

- En realidad nunca me molesto.

Nuestra sociedad no nos motiva para permitir, expresar, reconocer, aceptar, o manejar nuestra ira de una manera sana y constructiva. En lugar de eso se nos enseña a ignorarla, a reprimirla o a negarla. Los sentimientos se sumergen en lo subterráneo y se expresan habitualmente de una manera distorsionada, muchas veces hacia personas que no se lo esperan ni lo merecen. Además, quedan atrapados en el cuerpo en la forma de tensiones y/o enfermedades. John Pierrakos, cofundador de la escuela de BioEnergetics y fundador de CoreEnergetics, sostenía que toda tensión muscular en el cuerpo es el lugar donde está contenida la rabia.

Podríamos haber sido heridos cuando nuestros padres expresaron ira, o cuando lo hicieron otros adultos importantes o autoridades significativas en nuestras vidas. Cuando somos jóvenes, no podemos saber que no somos responsables de la cólera de otras personas y cómo somos seres desesperadamente dependientes y cómo necesitamos sostener relaciones con adultos importantes, sacamos la conclusión errada de que nosotros debemos haber sido la causa de su furia y que debe haber algo malo en nosotros. Y entonces volcamos la furia contra nosotros mismos.

Si hemos sido heridos por la furia o si hemos sido testigos de la violencia que la ira despierta, tenemos miedo de que si dejamos salir nuestra cólera, seremos igualmente destructivos y enajenaremos nuestras relaciones con los demás.

Alexader Lowen (1995) nos dice que la furia es la fuerza de supervivencia que busca regresa al organismo a su integridad, de la misma forma como la presión interior de una pelota actúa buscando recuperar una esfera perfecta cuando un dedo la presiona desde afuera (p.104).

"En el núcleo de toda furia se encuentra una necesidad que no está siendo satisfecha. La furia puede ser valiosa si la usamos como un reloj que nos despierta – para que nos demos cuenta que tenemos una necesidad que no está siendo sido tomada en cuenta" (Rosenberg, 2016). Este mismo autor nos señala también cómo podemos usar esta señal para identificar la necesidad no contemplada, para expresar los hechos de tal manera que no acusemos a otros ni a nosotros mismos por lo que ocurre y para decir qué es lo que necesitamos para que las cosas cambien. Yo recomiendo entusiastamente la lectura de este libro y la participación en los cursos que se han creado a partir de este método, para integrar estas técnicas extremadamente importantes en nuestra vida cotidiana.

- La señal de la ira puede ser débil o extrema. El movimiento de esta señal puede ser el siguiente:
- Fastidio: una forma leve de cólera, pero que puede acentuarse como resentimiento o furia.
- Frustración/Irritación: una señal un poco más fuerte que puede conducir a la acumulación de resentimiento o furia.
- Cólera; una señal mucho más fuerte, usualmente controlable.
- Rabia: dirigida a alguien con la intención de herir, pero que aún puede ser controlada.
- Furia: una señal muy intensa y a veces violenta, totalmente descontrolada.

Aunque a veces no se justifique o sea desproporcionada, la cólera puede darnos la energía necesaria para defendernos a nosotros mismos; para corregir una injusticia; para asegurar que se respeten nuestros límites, e incluso para salvar una vida, incluida la propia. La cólera puede ser también una emoción legítima y necesaria. Lo que puede ser negativo o positivo es lo que hacemos con la cólera. Reprimirla es negativo y puede conducir a enfermedades y al mismo cáncer. Sin embargo, puede ser una "emoción sanadora" cuando la manejamos de una manera positiva.

Tu cólera te pertenece a ti y solo a ti. Tú eres el único que puede hacer algo al respecto. Una vez que has procesado tu cólera y la has dejado seguir su curso, ya no te puede hacer daño.

Para mí, por lo tanto, este principio se refiere a reconocer, hacer propio y aprender a manejar nuestra cólera de manera constructiva, de modo que mejore nuestra vida, nuestras relaciones y nuestra salud, para que podamos integrarnos y vivir nuestra verdad.

**Solo por hoy, honraré a los ancianos, a mis maestros, y a todos los seres vivientes**

Aún cuando este principio parece suficientemente evidente, nuestra moderna sociedad occidental tiende a poner de lado a los mayores, (a nuestros padres, a los adultos mayores, a los jubilados); no se les respeta y no se los aprecia tomando en cuenta sus conocimientos, la sabiduría que han adquirido y no se les incentiva a que sigan contribuyendo con la sociedad.

Aplastamos una araña, una hormiga o un mosquito sin pensarlo.

Pocas personas son conscientes (y les desagradaría mucho si lo supieran) de con qué absoluta falta de respeto la industria de la carne trata a los pollos, chanchos o reses. Para disminuir sus costos y maximizar sus ganancias, en respuesta al público y a los accionistas de estas empresas, los animales destinados a la producción de alimento se les da alimentos de baja calidad, se les da antibióticos y se los confina en espacios tan estrechos que los vuelven agresivos. No se reconoce que esta agresividad se transmite a la carne y a otros productos de origen animal que luego son ingeridos por personas. Esta es una de las razones por las que he dejado de comer carne.

Hoy en día son pocas las personas que han podido ser testigos de la masacre de los animales como me ocurrió a mi cuando era joven. No se pueden imaginar el sufrimiento de estos animales cuando entregan su vida para el consumo humano.

Los nativos norteamericanos y otras culturas indígenas se dan el tiempo para agradecer el alimento que reciben o al interactuar con la naturaleza, como ocurre cuando sacrifican un animal para alimentarse, o cuando cortan un árbol. En nuestra sociedad occidental, esto no se enseña ni promueve. Para muchas personas es hasta vergonzoso hacerlo '¡incluso en el día de Acción de Gracias!

Hemos perdido todo respeto por la Madre Tierra. Se destruyen nuestros bosques en formas alarmantes y se contamina nuestro aire y nuestras aguas. Los genes en nuestros alimentos están siendo modificados sin haber investigado lo suficiente si ello no va a tener efectos indeseables.

Ya es hora de que cambiemos nuestras maneras de actuar antes que sea demasiado tarde. Afortunadamente, hay muchos grupos conscientes de esto y que trabajan duramente para lograr cambios y para promover que otros vivan de maneras más ecológicamente responsables, reciclando materiales y reutilizándolos, reduciendo el consumo, preservando recursos y motivando a todos a que consuman alimentos orgánicos.

Este principio tiene que ver con tomar consciencia de nuestros desperdicios y de nuestra falta de respeto por la vida a fin de que logremos un cambio efectivo, antes que nada en nuestra misma actitud, el amor por nosotros mismos, y en el modo como tratamos a la vida. De esta manera abrimos espacios de gratitud en todo momento.

## Solo por hoy, voy a ganarme la vida honestamente

No mientas, no engañes, no robes ni seas deshonesto en ninguno de tus actos y cobra un precio justo por los servicios que prestas. Este es el primer nivel de este principio.

A un nivel más profundo, significa también que vivas con integridad, ante tí mismo y ante los demás. No es tan fácil como parece. Primero tenemos que encontrar y escuchar a tu verdadera voz interior. Tenemos que diferenciar las voces del superyo, integradas por todas las voces de la sociedad internalizadas; de la cultura; de las personas con autoridad, como nuestros padres, maestros y superiores.

Luego, tenemos que aprender a conectarnos con nuestra verdad en nuestras propias vidas y a escucharla. A muchos de nosotros se nos enseñó a poner de lado nuestras necesidades para poder ser amados. Es muy difícil decir "NO" y poner límites cuando esto no ha sido nuestra práctica habitual.

Tenemos que aprender a vivir desde nuestra pasión en lugar de pretender construir una imagen idealizada, inalcanzable de uno mismo y/o ganar aprobación de los demás. Podríamos tener que cambiar nuestro trabajo a fin de que éste sea más nutricio. Cuando lo hacemos, nos sentimos más felices, lo que se refleja en nuestro espacio de trabajo. Podemos contribuir a construir nuestra propia visión global en lugar de hacer lo que creemos va a complacer a otras personas. Ahí podemos realmente brillar y vivir el don que nos pertenece.

Yo disfruté los veinticinco años de trabajo como ingeniero y gerente de proyectos y, aunque la transición fue un verdadero desafío para mí y para mi familia, el trabajo que ahora hago es mucho más nutricio para mí y está en línea con mi verdadera naturaleza.

En la medida en que integres este principio, podrías comenzar a cuestionar tu trabajo actual, tus amigos y tu estilo de vida y podrías decidir hacer los cambios que necesitas.

### Solo por hoy, adoptaré la actitud del agradecimiento

Arnaud Desjardins (1998) que tuvo una vida de búsqueda y siguió a muchos líderes espirituales, incluyendo al Swami Prajnanpad, insiste en su libro *L'Audace de vivre* que la felicidad, el amor y la gratitud, están íntimamente relacionados (p.176).

Hubo un momento en que me di cuenta que podía ser muy negativo, poniendo énfasis en lo que no tenía y en lo que no funcionaba, en lugar de ponerlo en lo que tenía y en lo que estaba a mi alcance. Comencé a llevar un diario y durante un año escribí acerca de todo aquello por lo que me sentía agradecido: cosas sencillas como asuntos corrientes del hogar, el alimento, los amigos que me querían.

Ahora mi día comienza con una serie de ejercicios y meditaciones que terminan con la frase: "Hoy agradezco," y nombro algo que me viene en mente. Esto me prepara para darme cuenta de aquello por lo cual puedo sentirme agradecido durante el día.

Ahora, antes de todas mis comidas, me tomo en tiempo para bendecir lo que voy a comer, invoco a la energía Reiki, le brindo mi propia vibración y agradezco a la Madre Tierra y a todos aquellos que ayudaron a que este alimento llegue a mi mesa. Frecuentemente tomo la mano a la persona o personas que comparten su alimento conmigo y les agradezco su presencia. Esos momentos se tornan sagrados mientras me tomo el tiempo para disfrutar y saborear el precioso don de estar vivo.

A manera de ejercicio, bríndate un momento ahora para tomar consciencia de cómo te sientes en este momento. Luego, intencionalmente, trae a tu mente a alguien a algo que despierta tu agradecimiento. En la medida en que te pones en contacto con ello, observa el efecto que tiene sobre el modo como te sientes. Tal vez un sentimiento bueno permea tu cuerpo y tu mente, o quizá tu corazón comienza a abrirse. Haz ese simple ejercicio en cualquier momento en que te sientas negativo, impaciente, preocupado o molesto.

Puedes aprender a cultivar tu agradecimiento por los difíciles desafíos de tu vida, como la pérdida de una persona amada, una seria enfermedad o un accidente, en la medida en que te das cuenta que estos eventos han creado una oportunidad para modificar significativamente tu consciencia y para que hagas cambios importantes en tu vida, en tu trabajo, en tus relaciones.

Promover una "Actitud de Agradecimiento" cambia nuestra vida y atrae más y más cosas positivas y abundancia en tu vida.

Puedes combinar esta actitud de agradecimiento diciendo "¡SI!" a la vida, a todo lo que te ocurre, incluso a aquellas partes que pueden ser difíciles. Sí, asumo responsabilidad por haber creado esto en mi vida. Sí, creo hubo una razón por lo que lo hice. Sí, esto no es lo que quiero. Sí, ahora tomo la decisión consciente de cambiarlo. Y probablemente lo más difícil de todo – Sí, decido dejar atrás mi negatividad y digo sí a ser feliz.

Haz una búsqueda por Internet y suscríbete a las páginas de conmemoraciones y agradecimientos. Te sentirás bien de haberlo hecho.

### El principio del intercambio

Aún cuando el intercambio no se incluye en la lista de los cinco principios del Reiki, Usui comenzó a pedir algún valor a cambio del tratamiento que ofrecía cuando se dio cuenta que las personas que atendía gratuitamente sufrían recaídas en sus enfermedades o en sus luchas vitales.

El intercambio juega un rol importante en el camino de la sanación. No se le suele dar la importancia que merece a este tema, y más bien se le ignora o se da por descontado. Para mí fue un desafío el pedir algo a cambio al ofrecer un tratamiento de Reiki. No sentí que se justificaba esperar nada a cambio hasta que tomé consciencia de mis creencias e imágenes alrededor del tema, así como mis sentimientos de autoestima.

El intercambio reposa sobre la necesidad de un equilibrio energético en el dar y recibir. Es tan importante para la persona que da como para la persona que recibe.

Y a veces puede no ser apropiado el intercambio.

Hay varios aspectos sobre los que me gustaría elaborar, relacionados a este principio.

## Responsabilidad por uno mismo y autoempoderamiento

Es muy probable que hayas escuchado el proverbio que dice: "Dale un pez a un hombre y saciará su hambre por un día. Enséñale a pescar y tendrá alimento toda su vida." Cuando uno es un practicante de Reiki, un facilitador de la sanación, un terapeuta, consejero o cuando hace uso de cualquier otro tipo de práctica para ayudar a otros, lo que hace es empoderar a otras personas para que refuercen el control de sus vidas y para que creen experiencias nutricias para ellos mismos. No se trata de crear, ni construir, ni mantener una clientela dependiente.

Somos 100% responsables de lo que nos ocurre. Esto no es fácil de entender para los que sufren y/o para los que son testigos del sufrimiento de otros. Muchas veces se cree que el asumir responsabilidad implica aceptar una culpa por lo que ocurre. En realidad significa hacerse cargo de lo que está ocurriendo y de ser proactivo.

En el gran esquema de las cosas, todo lo que nos ocurre tiene una razón de ser, sea porque es parte de la misión de nuestra vida o porque la vida nos da la oportunidad para ser más conscientes y para aprender de la experiencia.

Algunas personas que han tenido cáncer han dicho que a pesar del sufrimiento que atravesaron, fue una experiencia positiva. Tal vez hicieron cambios significativos en sus vidas como resultado de su experiencia o su cáncer unió más a su familia.

Cuando una persona invierte en su camino de sanación, tienen una mayor posibilidad de que la sanación verdaderamente ocurra y que sea duradera.

## La diferencia entre "hacerse cargo de" y "cuidar"

"Hacerse cargo de" es ocuparse y hacer lo que alguien necesita y no puede hacer por sí mismo. Esta ayuda puede ser de corto o largo plazo, dependiendo de la situación. Pero habitualmente se limita a hacer lo que la persona asistida no puede hacer por sí misma.

"Encargarse" por otro lado, es ir más allá de hacerse cargo. Implica hacerse cargo y hacer cosas por alguien incluso cuando esta persona puede perfectamente hacer esas cosas por si misma. Esto puede ocurrir por lástima, por la dificultad para estar con alguien que sufre o para aceptar su sufrimiento, por la incapacidad para poner límites y decir no, por la necesidad de sentirse bueno, por la necesidad de que alguien dependa de uno, por el deseo de honrar una tradición cultural, por la necesidad de escuchar a las voces del superyó, por la necesidad de ser amado por alguna otra razón aparentemente "buena y honorable".

Cuando nos "hacemos cargo de" alguien, nuestra acción es una ayuda y es necesaria: es un acto de amor desinteresado. Cuando nos "encargamos" de alguien probablemente es más un acto de amor egoísta, que en realidad desempodera a la persona que así nunca aprende a ser autónoma, a hacerse cargo de si misma y a asumir sus responsabilidades.

Es importante como practicante el dejar clara nuestra intención de estar presente para el bien del cliente en el sentido más elevado de la palabra y también es importante tener muy en mente que pueden estar presentes dinámicas interpersonales que no ayudan.

Nos extenderemos sobre este tema más adelante.

## Las relaciones saludables y las separaciones energéticas limpias

Podrías decidir no pedir nada a cambio de un tratamiento o más, pero si continúas haciéndolo es posible que sea en detrimento de tu cliente o amistad, y de tu misma persona.

Para el que da/el practicante

Si continúas atendiendo a otra persona sin pedir nada a cambio, o que algo te sea ofrecido como compensación, es posible que cultives un resentimiento porque se da por hecho que vas a dar. Esto podría ser inconsciente. Cuando esto ocurre y no se dice nada, de alguna manera se hará manifiesto. Podrías ya no estar tan presente, podrías volverte impaciente o sentirte herido en tus interacciones, o podrías sentirte obligado a dar por lo que podrías no querer más visitas de esta persona. Todo eso interfiere en la efectividad del tratamiento Reiki.

Cuando esta persona se va, inconscientemente podrías "engancharla" a una corriente de energía que la arrastrará.

Para el que recibe/el cliente

Algunas personas sienten que la vida les debe algo y quieren recibir sin tener que pagar. No han aprendido a hacerse responsables. Otros comparten la creencia de que la persona que tiene el don de sanar a otros, tiene la obligación de compartirlo gratuitamente en cualquier momento en que sea necesario.

El que recibe podría sentirse en deuda y podrían no saber qué hacer con ese sentimiento. Esto podría obstaculizar la labor de la energía sanadora no permitiendo a esta hacer su trabajo, reduciendo el efecto potencial del tratamiento.

Cuando ocurre un intercambio justo, esas posibles distorsiones desaparecen. Ambos han contribuido y recibido, hay un cierre limpio de la conexión energética, lo que permite que la relación siga siendo saludable. El practicante no tiene nada que reclamar al paciente ni tiene ningún resentimiento hacia él. A su vez, el cliente se va sin llevarse consigo una deuda, sin sentirse responsable ante el practicante y sin tener que cuidar la relación cliente/terapeuta.

### Reconociendo el valor

En tanto practicante, has invertido tu tiempo y tus recursos para tu entrenamiento, para tener un espacio donde ofrecer tratamientos y para equiparlo. Además, usas tu tiempo para prepararte y para ofrecer tu don del Reiki, para estar presente y tus habilidades para acompañar a otras personas en su camino de sanación. Con el intercambio se da un reconocimiento de todo esto, así como de tu valía personal.

En tanto cliente, si has contribuido de alguna forma al tratamiento, eso significa que lo valoras; estás tomando parte activa en tu propio camino de sanación. Es muy probable que obtengas más beneficios del tratamiento de lo que puedas darte cuenta y sostener.

### Qué intercambiar?

Hay varias formas. Puedes intercambiar lo que sea apropiado en las circunstancias y que sea equitativo para ambos. El dinero es una unidad de intercambio universal; el precio apropiado puede ser un monto comparable al de un tratamiento holístico o un masaje. Muchas veces las personas intercambian tratamientos o se ponen de acuerdo en intercambiar servicios o bienes de valor similar.

A un niño o niña se le puede pedir un dibujo, una pequeña tarea, o algo similar. Cuando comencé mi práctica de Reiki, yo le ofrecía un tratamiento a mi hijo de 7 años de edad al ponerlo en su cama y él se dormía rápido. Nuestro intercambio era un abrazo. Eso hizo consciente el principio y pude ver con el tiempo cómo influyó sobre nuestra relación.

En nuestras familias y relaciones personales siempre hacemos cosas el uno para el otro, habitualmente de una manera balanceada. Es este caso, lo adecuado es simplemente hacer consciente el intercambio que está teniendo lugar.

Si eres un o una estudiante que necesitas alguien con quien practicar, el intercambio puede consistir en el tiempo que el cliente te brinda voluntariamente para que practiques.

### ¿Cuándo no se requiere un intercambio?

A veces podría no ser necesario ni apropiado pedir algo a cambio. Cuando un niño estaba jugando y se ha lastimado, le ofreces Reiki por un momento, puede ser suficiente una sonrisa y un "gracias".

Si te tocara estar presente en la escena de un accidente y espontáneamente das apoyo a alguien que lo necesita, no te vas a detener para pedir algo a cambio. Cuando veo o escucho a una ambulancia, un carro policial con las "circulinas" encendidas o un carro de bomberos, o si soy testigo de un accidente cuando estoy manejando, yo envío a distancia energía Reiki sin pensar en una devolución.

Si un paciente no puede pagar por su tratamiento, puedes pedir a esa persona que haga un trabajo voluntario por un tiempo equivalente. Aunque no recibas nada a cambio por el trabajo que haces, esa persona estará invirtiendo en su proceso curativo. A los clientes a quienes les he propuesto esa forma de compensar mi trabajo lo reciben bien. La vida te devolverá en especies lo que haces y sentirás satisfacción por haber brindado tu don.

Ocasionalmente ayudo a algunas personas en crisis o en serias dificultades. En otras situaciones puedo usar una escala variable de cobros, ajustada a los niveles de ingreso de la persona a quien atiendo. Me resulta aceptable esta práctica si la limito solo a un porcentaje menor de mi clientela.

Podría darse que quieras participar en un programa de voluntariado en tu comunidad y no pedir nada a cambio.

Algunas personas (La Madre Teresa, John de Dios, y otros) hacen de su misión de vida dedicarse a cuidar a otros y recibir muy poco, o nada, a cambio.

En la medida en que integras este principio, te será más fácil discernir si aplicarlo o no y cuándo y cómo aplicarlo.

Dennis, un practicante de Reiki, compartió esta experiencia en la que consideró que no era apropiado esperar un intercambio.

*Estaba asistiendo a un curso de Mindful Coaching en North Carolina. Una de las participantes se quejaba de dolores en la espalda cada vez que quería moverse. No hice nada hasta el último día del curso cuando, pidiéndole permiso, puse mi mano en su espalda baja. Ella sintió casi inmediatamente el calor y dijo que el dolor había desaparecido, logrando estar sin dolor varios días.*

**Resistencia a dar o recibir**

Si sientes una cierta resistencia a pedir un intercambio en tanto practicante o para dar o recibir en tanto cliente, podría ser necesario que le des una mirada a las creencias e imágenes que en ti residen respecto a tal dinámica personal o ahí donde se dan intercambios, o donde no ocurre eso en tu vida. Podría ser muy beneficioso para tu vida si te permites sentir curiosidad acerca de esos desarrollos y si los observas en profundidad con la ayuda de tu terapeuta.

<u>**Beneficios y otros aspectos del Reiki**</u>

**El Reiki es efectivo en todos los niveles: físico, psíquico, emocional y espiritual.**

Cuando se recibe un tratamiento de Reiki, este actúa sobre cualquiera de los niveles en los que esta persona está lista para recibirlo en ese momento. Esto quiere decir que podría actuar sobre cualquiera de los niveles, sea físico, emocional, psíquico, mental o espiritual. La persona podría no experimentar un beneficio físico. Barbara Brennan (2016), Gary Craig (2008a, 2008b, 2010) afirman que la mayoría de nuestros malestares físicos tienen una raíz emocional. La liberación a nivel emocional puede eventualmente conducir a la curación de los niveles físicos, mentales, psíquicos y espirituales.

Cuando la curación no ocurre a nivel físico, el Reiki puede ayudar a la transición que ocurre al final de la vida.

**El Reiki es un método holístico de sanación, sencillo y agradable**

¿Hay acaso algo más simple que estar presente y poner tus manos sobre alguien? Lo único que hacemos en Reiki es tener la clara intención de estar presente y disponible para que la energía Reiki fluya y ponemos nuestras manos sobre el área a ser tratada o justo más arriba. No se requiere nada más. La energía fluye y se encarga del resto. Difícil de creer, ¿no? Muchas veces el cliente se relaja tanto que se queda dormido y al final del tratamiento se levanta sintiéndose muy bien.

### El Reiki se adapta a las necesidades del receptor.

Dar un tratamiento de Reiki es ofrecer una plantilla para la sanación. La persona hace lo demás. La energía que se administra en un área del cuerpo, fluye a diferentes partes donde se la requiere, a través de los meridianos de la energía, esos canales que distribuyen la energía en todo el cuerpo.

### El Reiki energiza el cuerpo y el alma.

Después de una sesión de Reiki, la persona que recibe el tratamiento habitualmente se siente con más energía. Se podrá relacionar mejor con los demás, aunque en algunos casos, la expresión de sus emociones podría ser sorprendentemente muy intensa al principio, en la medida en que se asienta la integración sanadora.

En la medida en que la energía Reiki se transmite, el practicante también se beneficia de esa misma energía. Muchas veces, al terminar mi día de trabajo, me siento mejor que cuando lo comencé.

### El Reiki regula el sistema energético

El campo energético humano, muchas veces llamado "aura" está formado por centros energéticos (llamados chakras, palabra que significa "rueda" en sánscrito) y en cuerpos energéticos. Cuando se establece una enfermedad o malestar, los centros de energía o canales energéticos del cuerpo se atoran y se estanca en flujo de energía o cesa completamente. En la medida en que la energía Reiki circula a través del cuerpo y de los centros de energía, estos pueden limpiarse permitiendo que la energía fluya más libremente.

De esta forma es como el sistema energético puede ser regulado por el Reiki.

**Reiki puede disolver bloqueos y apoyar el relajamiento total**

Los bloqueos son los lugares donde la energía se retiene y no fluye. Habitualmente se siente como una tensión o incomodidad en alguna parte del cuerpo – un nudo en la garganta, una tensión muscular, una sensación de malestar en el abdomen. En la medida en que se recibe la energía Reiki, estos bloqueos se disuelven, liberando el flujo de energía y relajando el cuerpo.

**El Reiki promueve la eliminación de toxinas**

En la medida en que se disuelven las tensiones y se limpia la energía estancada, las toxinas que se retuvieron en esas áreas las elimina el cuerpo a través de la respiración, el sudor, la orina y los excrementos.

Después de una sesión y en los días posteriores a esta, es muy bueno tomar agua porque ayuda a mover y liberar las toxinas.

**El Reiki puede restablecer la integración física y la salud espiritual**

Esto suele ocurrir luego de una serie de tratamientos de Reiki en la medida en que el campo energético se vuelve más balanceado y la persona integra su sanación en todos los niveles.

## El Reiki refuerza y acelera los procesos naturales de curación

El Reiki es un tratamiento complementario que apoya cualquier otro acercamiento terapéutico o terapia y puede ayudar a:

- Reducir el dolor y la inflamación;

- Acelerar la curación de heridas, fracturas y los procedimientos quirúrgicos;

- Acelerar la coagulación de la sangre en heridas abiertas;

- Reducir el dolor e inflamación y tal vez disminuir la necesidad de medicamentos y analgésicos;

- Reducir los efectos colaterales de los tratamientos de quimioterapia y de radiación. Los tratamientos de radioterapia queman la piel y los tejidos subyacentes. Cuando se aplica Reiki, habrá menos dolor y la piel se regenera más rápidamente. Los efectos colaterales de la quimioterapia tales como las náuseas, la indigestión y la fatiga se vuelven menos severos e incluso pueden desaparecer.

## A veces se logra una curación total

Como fue el caso con Hawayo Takata, el Reiki puede curar algunas condiciones sin ninguna intervención médica. Sin embargo, nunca se puede asegurar una curación total únicamente con Reiki; el practicante no controla el proceso curativo del cliente y no debe hacer ninguna promesa ni sugerencia de que podría hacerlo. El practicante Reiki no diagnostica condiciones médicas y siempre recomienda a sus clientes que consulten a un profesional de la salud respecto a lo que les está ocurriendo.

### Facilita un deceso en paz

En otras situaciones, el Reiki puede facilitar una transición más suave gracias al efecto combinado de la presencia, relajamiento, reducción del dolor, descarga emocional y desarrollo espiritual.

Trabajé con un paciente con cáncer durante varias semanas y un día justo cuando llegué para brindarle un tratamiento, falleció. El trabajo que hicimos hasta ese momento lo ayudó a prepararse para el fin de sus días, y su esposa se dio perfecta cuenta del efecto logrado.

El apreció mi presencia y tuve la impresión de que había esperado a que yo llegara antes de fallecer a fin de que su esposa no estuviera sola cuando eso ocurriera. Me quedé con ella hasta que llegara un miembro de la familia para acompañarla.

### Usos del Reiki

El único límite para los usos del Reiki es tu imaginación. Trata de usarlo en lo que sea. "Simplemente hazlo! Haz Reiki, Reiki, Reiki y lo verás" son las palabras que constantemente repetía la Sra Takata (Haberly, 1990, p.49).

Estas son algunas de las formas en las que se puede aplicar el Reiki:

### Auto-tratamiento

¡Es un regalo poder usar el Reiki para curarte a tí mismo! Cuando lo practicas todos los días o con toda la frecuencia posible, puede ayudarte a mantener en balance tu campo energético, a mejorar y mantener tu salud física y emocional así como tus relaciones contigo mismo y con los demás. A largo plazo, tu experiencia de vida mejorará si aplicas Reiki consistentemente.

Cuando se aplica sobre una herida, el Reiki ayuda a reducir el dolor y la hinchazón y acelera la cicatrización. En una caminata reciente me hice unas llagas dolorosas en mis pies. Al trabajar con Reiki durante la noche, a la mañana siguiente pude caminar sin mayor dolor, aún cuando había perdido dos uñas en el proceso.

Cuando estás estresado, puedes simplemente aplicar tus manos en el área de tu cuerpo que lo requiere. Si tienes que participar en una reunión importante, puedes lograr calmarte y centrarte aplicándote Reiki. También te ayuda cuando estás atravesando alguna experiencia emocionalmente fuerte, como rabia o ansiedad.

Puedes usarla para dormir más fácilmente o simplemente para relajarte. Simplemente pon tus manos en el área que te preocupa o, si tienes más tiempo, en todos tus centros energéticos y articulaciones (ver Anexo A). Deja que tu intuición te guíe hacia las áreas de tu cuerpo y/o al campo energético que necesita ser atendido.

**Durante el embarazo**

El Reiki es muy útil durante el embarazo para conectarse profundamente con el feto y ofrecerle tratamiento mientras avanza en su madurez. Tiene un efecto calmante sobre la madre y el bebe. El Reiki puede administrárselo la misma madre o recibirlo de otra persona.

Alison una practicante de Reiki de Montreal, dice:

*Yo le brindé mucho Reiki a mi bebe mientras ella estaba en mi vientre. Era una manera de conectarme con ella y de relajarme a mi misma. Estoy segura que me ayudó y que ella lo sintió.*

**Dando un tratamiento a tu niño interior**

En la medida en que crecemos e interactuamos con el mundo exterior, atravesamos por muchas experiencias positivas que nos guían y ayudan a madurar hasta transformarnos en adultos capaces y también responsables. También sufrimos traumas a partir de los cuales hacemos generalizaciones y construimos creencias limitantes acerca del mundo. Hay partes de nuestra psiquis que se congelan en el tiempo a partir de esos eventos y continuamos a experimentar el mundo a partir de estos espacios heridos, cuando aparecen circunstancias o personas que nos recuerdan esas situaciones.

A veces nos referimos a este joven espacio interior como el Niño Interior. La exuberancia y la fascinación con el mundo de este Niño Interior se ha detenido y no puede (o no se atreve) a experimentar la vida de una manera espontánea y gozosa. Las inquietudes de ese Niño Interior no son tomadas en cuenta o son incluso ignoradas por su adulto interior herido. Necesita amor y atención para crecer en esos espacios en los que se quedó atascado.

Puedes enviar energía Reiki a tu Niño Interior para ayudarlo a integrarse y para experimentar placer en todos los aspectos de su vida.

**Tratando eventos traumáticos en tu vida**

De la misma manera como enviaste energía Reiki al Niño Interior, puedes enviarlo a los eventos traumáticos de tu pasado. La energía Reiki actuará sobre tu Yo pasado y tus circunstancias pasadas, para ayudar a librar las emociones del pasado atrapadas en esos eventos.

Una practicante Reiki compartió con estas palabras su experiencia con el tratamiento para el trauma en su vida:

*Un día estaba usando el Reiki sobre un trauma mío relacionado con el abandono que sufrí. Tengo hermanos y hermanas que también sufrieron el mismo abandono. Mientras estaba siguiendo el tratamiento visualizaba el pasado y me envolvía*

37

*como una bebe con la energía curativa, y aparecieron las almas de mis hermanos, hermanas y de mis padres. Podía sentir sus traumas aunque nunca habían hablado de eso en la vida real. Durante el tratamiento la energía universal nos rodeaba a todos y repentinamente me di cuenta que toda mi familia había sufrido mientras yo me focalizaba solamente sobre mi sufrimiento.*

## Miedos y fobias

Puedes tratar ambos de la misma manera como tratas las situaciones. Imagina a tus miedos y fobias en tus manos y envíales energía Reiki tanto tiempo como sea posible y con la frecuencia necesaria. Si ya has avanzado hasta el nivel 2 puedes invocar también a los símbolos para fortalecer el tratamiento.

## Tratamiento a otras personas: amigos, familiares y clientes

Te sorprenderá la efectividad del tratamiento y el impacto que tiene sobre aquellos a quienes brindas tratamiento, incluso inmediatamente después de haber tomado el curso. Casi todos mis estudiantes se sorprenden de su experiencia durante el curso. Muchos se relajan hasta quedarse dormidos la primera vez que reciben un tratamiento Reiki. Muchos se sorprenden de lo que pueden sentir cuando están recibiendo un tratamiento de Reiki y por la experiencia compartida por quienes los acompañan. Es muy común que los principiantes sientan la energía en sus manos como un cosquilleo o como calor.

Muchos practicantes de Reiki ofrecen sus servicios como voluntarios en centros de salud y hospitales donde han integrado programas de Reiki.

En la medida en que ganes experiencia, podrías decidir registrarte como practicante a través de alguna asociación Reiki para comenzar a ver a tus clientes en un plano profesional. Como la ética no forma parte del contenido específico del curso, yo recomiendo a mis alumnos que tomen un curso suplementario de ética para ayudarlos a tomar consciencia de los numerosos temas que surgen cuando ayudan a las personas en sus procesos personales. Eso les da una preparación mejor para relacionarse con sus clientes y para asistirlos.

### Como complemento a la terapia

La combinación del Reiki con una terapia que avive la consciencia es sumamente poderosa.

Como podrás leer más adelante en la sección relativa al campo energético, los chakras son las puertas de nuestra relación con el medio y lo hacen a veces en el "modo protección" como producto de experiencias desagradables o traumáticas. Cuando los chakras se vuelven a abrir, nuestra experiencia en el medio se torna más armoniosa y placentera. Esto lleva a desafiar las creencias que los llevaron a ponerse en el "modo protección". En la medida en que se repiten estas experiencias positivas, hay más estabilidad y tus creencias limitantes se transforman.

El Reiki es un maravilloso complemento para la terapia, porque libera bloqueos emocionales previos a las sesiones y porque apoya cualquier descarga que haya ocurrido en las sesiones. Acelera el proceso de sanación a través de la energía y de la consciencia.

### Sanación presencial y a distancia

El tratamiento Reiki puede ser administrado personalmente poniendo las manos sobre el cuerpo o cerca del cuerpo del cliente y también puede darse a distancia. La física cuántica ha demostrado que todos estamos conectados en el campo energético universal. Podemos conectarnos con cualquier persona en cualquier parte al establecer nuestra intención de hacerlo. Cuando trabajamos con la energía, el tiempo y el espacio ya no son una barrera.

**Otros seres vivientes: animales, aves, insectos, peces, etc.**

*Cuando a Oopsie, la yegua de Kimberly, le dio un cólico por un desagradable y doloroso malestar intestinal, el tratamiento Reiki la ayudó. Se acostaba y mostraba todo su malestar, no comía y su expresión era de dolor. Cuando se la llevaba a caminar enérgicamente para que no se recueste, ella se ponía más irritable. La última vez que esto ocurrió, el veterinario tuvo que darle analgésicos y medicinas mediante un tubo que pusieron en su estómago.*

*Kimberly decidió ofrecerle un tratamiento de Reiki y Oopsie inmediatamente bajó su cabeza y cerró sus ojos quedando casi dormida. Se calmó mucho y cuando había recibido lo suficiente, simplemente se alejó. Unos minutos más tarde, comenzó a meter la nariz buscando premios y luego regresó a pastar, obviamente sintiéndose mejor. No fue necesario llamar al veterinario.*

A los animales les encanta el Reiki. Tienen un sistema de chakras similar al de los humanos. Muchas veces buscan el Reiki y simplemente se alejan cuando han recibido lo suficiente. Muchos de mis alumnos me han dicho que su mascota, sea gato o perro, entra al cuarto y se recuesta bajo la mesa cuando están dando un tratamiento a alguien o se sientan en sus faldas cuando estos alumnos se están dando tratamiento a ellos mismos. Algunos han notado que su perro o gato cambian su comportamiento inmediatamente después de regresar a casa luego de la primera tarde en el curso de Reiki.

Otra de mis alumnas estaba encantada de haber logrado un trabajo en un centro ecuestre donde una de sus principales tareas era la de brindar tratamiento de Reiki a los caballos.

Cuando nuestra tortuga se agitaba mucho y rascaba sus patas delanteras en una esquina de su acuario, lograba calmarla cuando ponía mis manos desde fuera del acuario ofreciéndole Reiki.

**Plantas**

La fotografía Kirlian demostró y confirmó que las plantas también tienen un campo energético (Brennan, 2016). Las plantas y los jardines reciben bien el tratamiento Reiki. En la década de los 70, Bernard Grad de la Universidad McGill en Montreal hizo experimentos seriamente controlados en semillas y demostró que las que habían recibido energía de manos de un sanador, mostraban un crecimiento más rápido.

Muchos de mis estudiantes también han reportado que las plantas de sus casas mejoraban y florecían después de recibir la energía Reiki.

**Limpiando y recargando cristales**

A veces se ponen cristales y gemas en las habitaciones a fin de purificar los espacios o se llevan sobre el cuerpo como agentes de limpieza. Así acumulan energías estancadas. El Reiki puede usarse para limpiar estos cristales y gemas y la manera de hacerlo es simplemente sosteniéndolos en las manos y aplicando la energía Reiki.

41

## El espacio de trabajo y la casa

Uno puede ejercer una influencia positiva sobre el espacio de su casa o de su trabajo a través del Reiki. Simplemente imagínense que tienen en sus manos el espacio de su casa o de su trabajo con la intención del Reiki. O puedes enviar energía Reiki hacia tu espacio de trabajo con la palma de tus manos o a diferentes áreas. Si estás trabajando en algún proyecto a en un archivo, simplemente sostenlo en tus manos con la intención del Reiki. Este va a actuar sobre la energía colectiva de las personas involucradas trayendo armonía. Los resultados se dirigirán al bien más elevado de todos y podría recorrer un camino diferente al que imaginaste.

## Madre Tierra

Envía energía Reiki a la Madre Tierra imaginando que ella se encuentra entre tus manos y asumes la intención Reiki.

## Situaciones en el mundo

La energía Reiki afectará cualquier situación a la que tú le ofrezcas un tratamiento. Puede ser un tema de relaciones, un conflicto, un evento en el mundo, una lucha política o cualquier situación no armoniosa a la que le demos una mano. Nuevamente, esto actuará sobre las energías colectivas de todas las personas involucradas para su bien más elevado. Yo practico diariamente el ofrecimiento de energía Reiki a mi familia, a mis amistades, a mis clientes y a lo que ocurre en el mundo.

## Abundancia

La energía Reiki puede traer abundancia a tu vida. En cualquiera de sus formas; amor, dinero, trabajo, o cualquier otra cosa que necesites.

**Eventos pasados o futuros**

Cuando trabajamos con la energía, la barrera del tiempo y del espacio se disuelve, de modo que puedes tratar eventos del pasado y situaciones del futuro.

Cuando trabajé como gerente de proyectos, yo enviaba energía Reiki por adelantado a las reuniones que vendrían, en particular cuando iba a ver a un cliente difícil. Estas reuniones resultaban funcionando mucho más fluidamente de lo que me había imaginado. Los participantes aparentaban estar mejor alineados con los objetivos comunes y ocurrían menos confrontaciones durante las discusiones.

Cada vez que ofrezco una sesión de terapia, un masaje u otro tipo de actividad de auto cuidado, envío energía Reiki por adelantado para que mi Ser más Elevado y el del practicante o del terapeuta, tengan una guía durante la sesión.

**Otros usos creativos: el carro, la computadora, etc.**

Un día, una de mis estudiantes me contó cómo la luz del indicador del "Revisar el motor" en su carro se apagaba después de que ella le enviara energía Reiki. Aunque parezca innecesario y tengo poco sentido decirlo, recordemos que toda materia es energía y tiene consciencia, y que la consciencia responde a la energía. Si amas a tu carro de esta manera harás que dure más y que te sea más útil.

**Prueba con todo!**

Sé creativo, ensáyalo en todo y déjate sorprender por los resultados.

## Precauciones

### Diabetes

Los diabéticos que requieren regularmente un seguimiento de sus niveles de azúcar en la sangre deben estar alertas al hecho de que es muy posible que la energía Reiki reduzca el azúcar en la sangre, tanto durante el tratamiento como después del mismo. Deben recordar que tienen que medir sus niveles después del tratamiento para asegurarse un buen seguimiento.

### Presión alta

Aquellos que sufren de presión alta deben ser conscientes de que posiblemente el tratamiento Reiki baje su presión sanguínea. Debe ser monitoreada después de un tratamiento. Debe pedirse la opinión y consultar con el médico profesional del cliente.

### Limites del Reiki

Los beneficios del Reiki que hemos descrito podrían parecer mágicos, pero no es un curalotodo.

El Reiki trabaja en muchos niveles y puede tener resultados sorprendentes. Sin embargo, es un trabajo complementario de apoyo a otras formas de trabajo. Un practicante de Reiki no diagnostica ni puede diagnosticar condiciones que requieren la evaluación de un médico. Siempre se debe consultar a un profesional de la medicina cuando se trata de problemas de la salud.

Es muy probable que los clientes de Reiki sientan beneficios en su condición a corto o mediano plazo, pero les recomendamos que mantengan informados sobre sus progresos a los profesionales de la salud que los atienden a

44

fin de que estos puedan hacer ajustes en la medicación de ser necesario.

### Resumen del Capítulo 1

El Reiki se origina en el Tibet y fue redescubierto a finales del Siglo XIX por Mikao Usui, un monje japonés. Es un método simple, efectivo y accesible de sanación por imposición de manos que actúa también como un catalizador de la transformación personal y como una conexión profunda con uno mismo y con la misión de uno en la vida.

Los siguientes son los cinco principios básicos que guían al practicante de Reiki:

• Solo por hoy, no me voy a preocupar.

• Solo por hoy, no me voy a molestar.

• Solo por hoy, voy a honrar a los ancianos, a mis maestros y a todos los seres vivientes.

• Solo por hoy, voy a ganarme la vida honradamente.

• Solo por hoy, voy a adoptar la actitud del agradecimiento.

El principio adicional del intercambio asegura la participación de quien recibe el tratamiento en su jornada sanadora, así como la equidad entre quien da y quien recibe el tratamiento.

El Reiki es una energía que el practicante canaliza y que se ofrece como una plantilla de sanación a quien la recibe, una persona que la recibirá a su propio ritmo. La sanación puede tener lugar en cualquier nivel, sea físico, emocional, mental, psíquico o espiritual. El Reiki trae muchos beneficios, desde la simple relajación hasta la aceleración de la curación. También puede facilitar una muerte más tranquila, si ese fuera el camino del alma en ese momento.

Podemos usar el Reiki para nosotros mismos, para otras personas, para animales, plantas, alimentos, objetos y situaciones. Puede ser transmitido a distancia y puede actuar sobre el pasado, el presente y el futuro.

Debe recordarse que el Reiki complementa a la medicina convencional y que no garantiza una cura o sanación. El practicante de Reiki no diagnostica condiciones médicas ni prescribe medicación. Eso sigue siendo el dominio de los profesionales de la medicina.

# CAPÍTULO 2

# EL CAMPO ENERGÉTICO

El Reiki actúa a través del campo energético (aura) para influir sobre los aspectos físicos, emocionales, mentales, psicológicos o espirituales de la persona que está recibiendo el tratamiento. Este capítulo nos dará una visión breve del campo energético, describirá los bloqueos de energía y mostrará cómo puede sentirse el campo con las manos e incluso verlo con los ojos.

## El campo y los chakras

### El campo

El campo de la energía universal está compuesto de la energía que permea al universo y que interconecta todo. Se le conoce como Energía Vital, Chi, Ki o Prana. Esta energía tiene consciencia y nutre a todos los seres vivientes y a toda la materia. Brennan (2016) hace una lista exhaustiva de la historia de referencias al campo energético universal y a las mediciones del mismo en su libro *Light Emerging*.

Barbara Brennan (2016) define al aura como aquella parte de la energía universal íntimamente conectada a la vida humana, incluyendo el cuerpo. El aura está hecho de chakras (centros energéticos) y niveles (habitualmente identificados como energía o cuerpos etéricos). El campo energético es como una plantilla para el cuerpo físico y un vehículo para todas las reacciones psicosomáticas en el aura que definen nuestra personalidad y el modo como interactuamos con los demás tanto en las relaciones como en los grupos.

## Los chakras

La palabra chakra pertenece al sánscrito y quiere decir "rueda". Los chakras son como embudos que giran y "recogen" energía a partir de la energía universal y la metabolizan para que el cuerpo la use. Esta energía se distribuye por todo el cuerpo para alimentar a las glándulas endocrinas y a órganos específicos y partes del cuerpo. Cada chakra también gobierna una función psico-dinámica y funciona también como receptor de información. Por ejemplo, el quinto chakra nutre al aparato vocal y respiratorio y al esófago. Psico-dinámicamente, este chakra gobierna nuestra capacidad para recibir, para pedir lo que necesitamos, y para expresarnos ante otras personas y en la sociedad. Es el receptor a través del cual percibimos el sonido, el sabor y el olor.

Hay siete chakras principales y muchos secundarios. La ubicación de los siete chakras principales corresponde muy cerca de las glándulas endocrinas. Hay un chakra localizado en la cabeza (chakra de la coronilla); otro en el perineo (chakra raíz); y los otros cinco localizados en el tercer ojo (frente), cuello, corazón, plexo solar y pelvis (sacro). Cada uno de estos cinco últimos chakras que he mencionado tiene un aspecto frontal y uno posterior. En términos generales, los chakras de la cabeza gobiernan nuestra razón; los aspectos frontales de los chakras del cuello, corazón, plexo solar y pelvis (sacro) gobiernan nuestras emociones; y en sus aspectos posteriores, junto con el chakra raíz, gobiernan nuestra voluntad y nuestra capacidad para manifestarnos.

Un chakra saludable gira en el sentido de las agujas del reloj (según Barbara Brennan, 2016), aunque desde otras visiones tradicionales, se dice que giran alternativamente en ambas direcciones, atrayendo energía desde el campo universal para nutrir al cuerpo y para relacionarnos de maneras saludables con nuestro medio.

"Cuando los chakras están funcionando de manera normal, cada uno estará 'abierto', girando en el sentido de las agujas del reloj a fin de metabolizar las energías particulares que se necesitan provenientes del campo universal... Cuando un chakra gira en el sentido contrario al de las agujas del reloj, la corriente está fluyendo hacia fuera del cuerpo, interfiriendo con el metabolismo. En otras palabras, las energías que necesitamos y sentimos como una realidad psicológica, no fluyen hacia el chakra cuando este gira en el sentido contrario al de las agujas del reloj. En ese caso decimos que el chakra está "cerrado" para las energías que vienen." (Brennan, 2016)

Un chakra no saludable puede tener poca carga y toma poca energía de fuera o no toma ninguna o es abusado o usado en exceso y pierde energía o bota energía. El chakra no saludable distorsiona la energía y no alimenta ni al cuerpo ni al espíritu de manera saludable.

John Pierrakos (1990) dice que cuando el chakra está abierto, la experiencia de la vida en esta área es positiva y nutricia pero si está cerrado, la experiencia no es nutricia, sino desafiante.

Por ejemplo, si tu chakra del cuello está abierto, podrás pedir lo que necesitas y expresarte libremente. Por lo mismo tu experiencia en la comunicación será positiva y nutricia. Sin embargo, si tu quinto chakra está cerrado, no te expresarás y no sentirás que te entienden y, por supuesto, no sentirás que te escuchan. Esto te provocará frustración y, por supuesto, levará a que eventualmente te cierres o a que te sientas aislado o solo.

*The Sevenfold Journey* (Judith, 1993) y *Eastern Mind/Western Body* (Judith, 2015) hace un excelente y exhaustivo trabajo describiendo qué es lo que se asocia con cada chakra, y cómo este puede ser saludable, maltratado o deficiente. Anodea Judith describe los caminos que hay que recorrer para devolver su integridad a cada chakra. Ella muestra cómo el sistema de chakras es de doble vía – manifestándose de lo espiritual a lo material y, viceversa, de lo material a lo espiritual.

## La energía o los cuerpos etéreos (el aura)

Según Barbara Brennan (2016) el Campo Energético Humano tiene 7 niveles y cada uno vibra en una frecuencia única. Cada nivel es un "cuerpo" completo irradiando desde su núcleo y que se "sienta" justo encima del cuerpo físico y de los otros niveles más elevados de vibración como corresponde (no son capas como las de la cebolla). Algunos de estos cuerpos son como redes de luces muy finas, que son la plantilla de las células para que estas se alínien y crezcan en el cuerpo físico.

El aura completo se sitúa radiante aproximadamente a un metro de distancia del cuerpo, dependiendo del estado físico y emocional de la persona. En países con gran densidad de población el aura puede ser de menor dimensión, ya que el espacio personal se comprime.

Los tres primeros niveles tienen que ver con aspectos de nuestra personalidad (sensaciones físicas, emociones relativas a uno mismo, lo mental y lo racional). El cuarto nivel tiene que ver con nuestras relaciones con los demás y es el puente entre nuestra personalidad y nuestros aspectos espirituales. Los niveles quinto, sexto y séptimo, se relacionan con nuestros aspectos espirituales (la voluntad divina, el amor divino y la mente divina).

Del mismo modo como el campo magnético influye sobre su medio, el aura humana también lo hace.

Dale, en su libro *Cuerpo sutil* (2012) muestra las diferentes teorías sobre los campos energéticos y los chakras.

## Bloqueos en el campo

La energía que los chakras toman desde el campo universal se metaboliza para que las pueda usar el cuerpo humano. La energía se distribuye en todo el cuerpo a través de puntos energéticos llamados *nadis* y por rutas de la energía llamadas meridianos. Es probable que conozcas estos términos si es que has recibido tratamientos de acupuntura.

Idealmente, los chakras deben tomar energía libremente y distribuirla sin obstáculos a todas las partes del cuerpo. Sin embargo, cuando estamos estresados o cuando hemos sufrido heridas, los chakras o los meridianos energéticos, por así decir, se atoran o se dañan, y la energía podría acumularse y estancarse en algunas áreas. Ahí donde hay una tensión muscular, hay energía bloqueada, lo que habitualmente va acompañado de una emoción contenida. El bloqueo podría ser temporal y liberarse, una vez que las razones del stress hayan pasado, pero con frecuencia no podemos liberar el stress por muchas razones diferentes; se transforma en crónico y el área se queda bloqueada. De esta manera hay partes del cuerpo que necesitan energía y no la pueden recibir, o hay áreas donde se acumula demasiada energía. Eventualmente esto conduce a la aparición de enfermedades.

La energía Reiki actúa trabajando sobre el campo energético a fin de liberar la energía estancada o bloqueada. Como todo malestar y enfermedad se manifiesta y comienza en el aura, la sanación puede ofrecerse directamente a través de ese espacio. Una vez que se ha sanado y realineado el campo energético, entra en cascada hacia la dimensión física para promover la sanación en todos los niveles: físico, emocional, mental, psíquico o espiritual.

Cuando una persona recibe un tratamiento de Reiki, es muy común que se relaje. Frecuentemente el cuerpo libera el stress en la forma de pequeños espasmos y pueden aparecer emociones que se manifiestan y liberan.

## Sintiendo y percibiendo el campo

Con estos dos simples ejercicios puedes sentir el campo cenestésicamente (físicamente) o verlo:

Sintiendo

Uno puede sentir el campo energético si separa sus manos a cualquier distancia, haciendo muy consciente las palmas y luego, cuando trata de acercar las manos una a la otra, uno puede experimentar entre las manos la sensación de presión, resistencia, temperatura (usualmente calor, pero podría ser frío), cosquilleo, densidad o forma. Si no sientes nada, sigue prestando atención a las palmas de tus manos y persiste.

Viendo

Si pones tus manos sobre una superficie plana, blanca o negra y las observas con un enfoque suave, puedes darte cuenta que aparece un halo azul pálido o gris muy suave que pulsa alrededor de tus dedos. Puedes ver este halo o incluso colores cuando observas a una persona sentada frente a un fondo de colores similares. A veces lo veo cuando observo a una persona dictando una conferencia. En el invierno para mí es fácil ver el campo energético de los árboles o arbustos en un espacio cubierto de nieve.

## Resumen del Capítulo 2

La energía Reiki se transmite a través del campo energético. Entra a través del chakra de la coronilla del practicante y se dirige al corazón y de ahí a las palmas de sus manos. El cliente lo recibe a través de su campo energético a través de sus principales articulaciones y los principales centros energéticos llamados chakras. Esos son los espacios por donde la energía penetra más fácilmente hacia el campo.

Sin embargo, podemos poner nuestras manos en cualquier área del cuerpo que lo necesite, como sería un lugar donde hay una herida o que está enferma.

El campo energético que solemos llamar aura, está compuesto por los chakras y los cuerpos energéticos, que son la plantilla sobre la cual crece el cuerpo físico. La enfermedad o el mal-estar se manifiestan en el campo energético como bloqueos de la energía, distorsiones de ésta o energía estancada. Por lo tanto, podemos ofrecer un tratamiento a través del campo energético. El tratamiento del Reiki puede ayudar a armonizar y a balancear al campo energético y esto nos da la oportunidad para restaurar el equilibrio en todos los niveles- físico, emocional, mental, psíquico y espiritual.

Es posible aprender a percibir el campo energético.

# CAPÍTULO 3

## APRENDIENDO REIKI

Habiendo llegado hasta acá en tu lectura, probablemente sientes curiosidad por aprender Reiki. Este capítulo presenta los diferentes niveles del aprendizaje y el contenido de los cursos.

### En qué forma el Reiki difiere de otros métodos de sanación por contacto?

Hay varios aspectos en los cuales el Reiki es diferente a otros tratamientos de contacto corporal, como Healing Touch (Toque Sanador), Quantum Touch (Toque Cuántico), Therapeutic Touch (Toque Terapéutico), Reconecting Healing (Sanación por Reconexión), EMF Electromagnetic Field Balancing (Balance del Campo Electromagnético), Brennan Healing Science (Ciencia Brennan de Sanación) y otros.

Uno de estos aspectos es la sencillez. En el Reiki, lo único que se requiere del practicante es que esté presente en tanto canal, para que la energía sanadora esté disponible para el o la cliente. Una vez que se han aprendido las posiciones básicas de las manos, todo lo que uno tiene que hacer es poner las manos sobre los varios centros energéticos y sobre las principales articulaciones y la energía Reiki se encarga de lo demás. No es necesario enseñar otras técnicas para trabajar sobre el campo energético. La energía no es orientada en ninguna dirección particular; el practicante está en el modo "permitir", lo que significa que solo pasa la energía que el cliente necesita y esta va en la dirección en la que se la que necesita.

Otra importante diferencia es la sintonización, que es una iniciación ritual que se transmite de Maestro Reiki al estudiante. La sintonización abre el canal energético y aumentas la capacidad para que fluya la energía hacia el cliente. Esta transmisión energética, como explico en otra sección, también es un catalizador de crecimiento personal y transformación.

Una tercera diferencia es la variedad de símbolos que profundizan la conexión entre el practicante y el cliente y amplían la cantidad e intensidad de la energía transmitida y el efecto curativo resultante.

El curso de Reiki también aporta un marco básico para que el practicante cree un continente sanador para el cliente, que es un aspecto importante muchas veces no tomado muy en cuenta por otros acercamientos al tema de la sanación que solo enseñan técnicas.

### Aprendiendo el método

La mayoría de mis estudiantes del primer nivel nunca han experimentado el Reiki o la energía. Vienen porque sienten curiosidad o tal vez porque algún amigo habría recomendado que acuda al Reiki. Otros han recibido energía Reiki o tratamientos similares y quieren aprender cómo darse a sí mismos tratamiento Reiki u ofrecerlo a otros. Hay quienes han descubierto que tienen el "don" de la sanación y quieren averiguar más sobre el tema y cómo usar mejor ese don. Muchos no se sienten cómodos de hablar sobre su experiencia con sus amigos, con su familia y con sus colegas de trabajo porque temen que no se les comprenda bien o se les ridiculice.

Todos descubren un sistema auto-curativo maravilloso. Se sienten realmente felices de poder compartir su experiencia con individuos que comparten la misma mentalidad y con quienes pueden compartir e intercambiar experiencias. Muchos se sienten tocados por la energía amorosa que sienten presente durante el curso y lo sencillo que es estar presentes con alguien de manera amorosa, sin esfuerzo y de manera sanadora.

Si uno se inclina a aprender Reiki, primero debe decidir con quién va a seguir ese entrenamiento. En el Anexo B, pueden encontrar sugerencias acerca de las preguntas que uno puede formular para afinar su búsqueda y encontrar con quien pueden sentirse más cómodos. Podrías tomar la decisión de conocer a ese Maestro, y tal vez recibir un tratamiento de él para que puedas tomar tu decisión.

### Sistemas Reiki tradicionales

Como lo dijera antes en la breve historia del Reiki, la Sra. Takata condensó lo que había aprendido en el Japón en tres niveles, desde el aprendiz hasta el Maestro Profesor Reiki. El Maestro Reiki es quien ha pasado esos tres niveles y puede iniciar a los estudiantes de todos los niveles.

El Dr. Arthur Robertson que fuera iniciado como Maestro Reiki por Iris Ishikuro, amigo y estudiante de la Sra. Takata, tomó la iniciativa de dividir tercer nivel, el nivel Master, en dos niveles separados. Esto permitiría al maestro tener más tiempo para integrar enseñanzas. También añadió un nuevo símbolo (el aliento del dragón de fuego), otras posiciones de las manos (kanjis) y un ritual de iniciación para este cuarto nivel que el llamó Raku-Kei Reiki. Los estudiantes que han sido iniciados en este linaje pasan cuatro niveles para devenir Maestro Profesor: Uno, Dos, Tres y Maestro Profesor. Originalmente este linaje permitía que los estudiantes iniciados al tercer nivel, inicien y enseñen en los dos primeros niveles. Sin embargo, recientemente, al menos en mi linaje, esto ya no rige, de modo que los estudiantes del nivel 1 y 2 pueden beneficiarse plenamente de todo lo que ha sido integrado en los cuatro niveles por el Maestro Profesor Reiki. Yo estoy totalmente de acuerdo con esta decisión.

Hasta donde sé, y aunque parezca contradictorio, ambos sistemas son reconocidos actualmente como el Reiki Usui Tradicional. Los dos primeros niveles desarrollan el mismo contenido.

## Extensiones y expansiones del Reiki

Ha habido muchas variaciones en el sistema tradicional del Reiki. Los Maestros Reiki que recibieran nuevas informaciones y símbolos, o que hicieran cambios o añadiduras a los sistemas tradicionales, le han dado nuevos nombres. Algunos de los que tengo conocimiento son Reiki Plus, Lightarian Reiki y Karuna Reiki. El libro titulado *Le Reiki Aujour'hui: De l'origine aux pratiques actuelles (El Reiki de Hoy: Desde sus orígenes hasta la práctica de hoy)* (Mary, 2005), nos ofrece una lista exhaustiva y una breve descripción de muchos de estos sistemas expandidos. Hasta la fecha de este mi trabajo, no ha sido aún traducido al inglés.

## Preparándose para la iniciación Reiki

Los lineamientos que te ofrezco a continuación pueden ser una ayuda para prepararse para un curso de Reiki a fin de ampliar tu absorción de las enseñanzas y energías que se transmiten durante el curso.

Si estuvieras utilizando medicamentos psicotrópicos (antidepresivos), conversa sobre ello con tu Maestro Reiki para ver si es apropiado que tomes un curso de Reiki en este momento.

Durante los tres días previos al inicio del curso:

- Reduce o elimina el consumo de cualquier estimulante, tal como azúcar, café, alcohol o drogas;
- Come alimentos ligeros y reduce o elimina el consumo de carne ya que requiere mucha energía para ser digerido;

- Descansa y toma tu tiempo para reflexionar acerca de tu vida y para observar qué podrías necesitar transformar o reorientar;

- Practica abstención de toda actividad sexual para preservar esa energía;

- Organiza tardes tranquilas para ti durante el curso e inmediatamente después.

Para los días siguientes, posteriores al curso:

- Continúa pasando tu tiempo en tranquilidad y descansando;

- No veas películas violentas ni te expongas a las noticias;

- Posterga todas tus decisiones importantes porque vas a estar en un estado ampliado de consciencia;

- Haz el amor;

- Lee un buen libro;

- Evita las relaciones no saludables;

- Si tienes que salir a trabajar, no te excedas en tu trabajo porque puedes sentirte realmente lleno de energía;

- Bríndate a ti mismo un tratamiento Reiki cada día.

- Reduce o elimina el consumo de cualquier estimulante, tal como azúcar, café, alcohol o drogas;

- Come alimentos ligeros y reduce o elimina el consumo de carne ya que requiere mucha energía para ser digerido;

- Descansa y toma tu tiempo para reflexionar acerca de tu vida y para observar qué podrías necesitar transformar o reorientar;

- Practica abstención de toda actividad sexual para preservar esa energía;

- Organiza tardes tranquilas para ti durante el curso e inmediatamente después.

Para los días siguientes, posteriores al curso, si fuera posible:

- Continúa pasando tu tiempo en tranquilidad y descansando;

- No veas películas violentas ni te expongas a las noticias;

- Posterga todas tus decisiones importantes porque vas a estar en un estado ampliado de consciencia;

- Haz el amor;

- Lee un buen libro;

- Evita las relaciones no saludables;

- Si tienes que salir a trabajar, no te excedas en tu trabajo porque puedes sentirte realmente lleno de energía;

- Bríndate a ti mismo un tratamiento Reiki cada día.

## Las enseñanzas

En la medida en que cada nivel de iniciación es un poderoso catalizador del crecimiento personal, los estudiantes cuentan con amplias oportunidades para reflexionar acerca de por qué han venido al curso y sobre lo que podrían querer transformar en sus vidas. Cada ritual de iniciación es una oportunidad para meditar y para recibir guías y tener más claridad.

En todos los niveles, yo invoco la presencia de Usui Hayashi y de Takata, de todos los maestros ascendidos, los Guías, Ángeles así como de los Ancestros. Juntos, con su presencia y la del Yo Superior de cada estudiante, creamos un contenedor sagrado, seguro y amoroso a favor del compartir, del crecer y de la introvisión.

En todos los niveles se da tiempo para que se hagan prácticas sobre lo aprendido. Hay bastante tiempo disponible para que compartan experiencias y para responder sus preguntas.

Yo sugiero que pasen dos a tres meses entre los niveles uno y dos, tres a seis meses entren los niveles 2 y 3 y seis a ocho meses entre el nivel 3 y el nivel Maestro Profesor. El proceso requiere de año y medio a dos años para aprender, integrar y practicar el arte.

No es necesario que sea el mismo Maestro Reiki quien se haga cargo de todos los niveles de tu formación. La mayoría de los Maestros Reiki reconocen mutuamente sus enseñanzas. Aprender con diferentes estilos de enseñanza puede tener sus ventajas. Yo seguí mi aprendizaje en todos los niveles con un mismo Maestro Reiki, pero preparé mi nivel Maestro con otro, a fin de redondear mi experiencia del entrenamiento.

Aunque es posible aprender todos los niveles con algunos Maestros Reiki en un fin de semana o varios fines de semana muy contiguos, esto es un gran error y no es recomendable. Un período muy corto no permite que uno integre las energías, las enseñanzas y las técnicas de un nivel, antes de pasar al siguiente. Uno termina enseñando desde la mente y no desde el corazón, y las enseñanzas no tendrán el soporte de la experiencia.

## Clases individuales o grupales

Aunque algunos estudiantes piden iniciaciones personales, siempre es preferible aprender Reiki en grupo porque ese contexto crea un contenedor poderoso de energía desde el cual los estudiantes pueden tener el beneficio de compartir con otros e intercambiar tratamientos en la práctica, teniendo a su alcance al Maestro Reiki para asistirlos y guiarlos. Yo ofrezco enseñanza individual solo en circunstancias en las que es absolutamente necesario hacerlo.

## Nivel 1

Claudia, estudiante de Reiki del nivel 1, explica en estos términos su experiencia del Reiki en este primer nivel:

*Quisiera agradecerte nuevamente por nuestra clase de Reiki del lunes. Me siento como una persona nueva. Estaba de mal humor la noche del lunes y la mañana del martes, pero el martes en la tarde sentí como si me hubiera quitado un gran peso de encima y me he estado sintiendo más segura, sin miedo de ser la que realmente soy. Si alguien dice algo que me fastidia, no me lo guardo. Bailo más, me río más y me quiero más a mí misma. (También lloré un poco pero no por mucho rato – es parte de la transformación.) Agarré una fotografía de mi misma de cuando era niña y me dije "¡Mira que linda era!"*
*Yo me he estado flagelando durante años; ahora me critico a mí misma, he dejado eso de lado y ya no busco ser perfecta. ¡Todo esto ocurrió desde el lunes! No puedo sino sentirme muy motivada; estoy tan agradecida. Siento que seguiré creciendo a saltos. Me hago Reiki a mi mismo todos los días, como se nos hizo la sugerencia y todos los días siento sus efectos.*

El nivel 1 es una introducción al Reiki y al trabajo con la energía y por lo general se imparte en dos días, aunque hay algunos Maestros Reiki que lo hacen en uno. Personalmente, yo prefiero hacerlo en dos días porque creo que así los estudiantes pueden integrar mejor las enseñanzas y las energías recibidas cuando se dan el tiempo extra durante la noche. Esta forma también permite que los estudiantes reflexionen y que hagan preguntas al día siguiente.

En el nivel 1 los estudiantes aprenden la historia del Reiki, qué es lo que es, sus beneficios, cómo funciona y qué es lo que significa canalizar la energía para uno mismo y para otros. También se les ofrece una introducción sobre los principios y se discute ese tema con ellos.

Luego se enseña a los estudiantes cómo utilizar el Reiki para darse tratamientos a ellos mismos. La mayoría de los linajes enseñan a los estudiantes cómo ofrecer un tratamiento individualmente a otra persona y en grupo. (Soy consciente de algunos Maestros Reiki prefieren limitar las enseñanzas del nivel 1 solamente al aprendizaje de cómo darse tratamiento a si mismos y enseñan cómo tratar a otras personas solo en el nivel 2.)

Los estudiantes aprenden cómo prepararse para un tratamiento para que este sea lo más efectivo, así como a identificar qué es lo que puede interferir con el tratamiento y a saber cuándo podría no ser apropiado el Reiki. Dependiendo de sus niveles de conocimientos, algunos maestros pueden enseñar algunos aspectos de lo que es un campo energético, de qué son los chakras y algunos podrían enseñar a los estudiantes cómo lograr el arraigamiento. Como explicaremos más adelante, el arraigamiento permite al practicante recoger la vibración de la energía suave de la tierra, lo que aumenta enormemente el poder y efectividad del tratamiento.

Durante el curso se da tiempo a los estudiantes para que se den a sí mismos un tratamiento completo y para practicar el Reiki, dando y recibiendo individualmente con otra persona y con un grupo.

Durante el primer nivel, cada uno de los estudiantes recibe del Maestro Reiki cuatro sintonizaciones separadas (a las que se les refiere también como iniciaciones). Aunque todos tenemos capacidad para transmitir la energía universal a través de sus manos, los mantras sagrados y los símbolos usados durante el ritual aumentan el nivel de vibración y abren los canales energéticos. Esto incrementa significativamente la capacidad del estudiante para recibir y transmitir la energía Reiki. Las cuatro sintonizaciones son acumulativas y la cuarte "sella" el proceso.

Cada persona experimenta la sintonización de la manera que le sea apropiada; no hay maneras correctas o incorrectas. Algunos pasan por una profunda experiencia emocional o espiritual, mientras que otros no sienten casi nada. Cualquiera sea la experiencia, no hay ninguna duda de que las energías han sido transmitidas y que son efectivas. Los resultados se observan posteriormente en cualquiera de las formas que sea apropiada para el estudiante.

Habitualmente al principio y al final de la clase, propongo un ejercicio para que los estudiantes puedan comparar su capacidad para hacer fluir y para sentir la energía en sus manos. A muchos les sorprende el calor que pueden sentir en las manos o en las de sus compañeros de clase y podrían tener la experiencia de sentir mucho calor en sus cuerpos cuando están ofreciendo sus primeros tratamientos. Siempre es muy divertido ser testigo de su sorpresa y su entusiasmo cuando los estudiantes comparten sus experiencias.

La capacidad para recibir la energía Reiki es permanente y siempre estará disponible, aún cuando uno no haga uso de ella en mucho tiempo. Lo único que se necesita es tener la intención para que ella fluya.

Una estudiante, Pamela, comparte su experiencia en el nivel 1 con estas palabras:

*Mi vida ha cambiado significativamente desde que, hace dos años, asistí a un curso de Reiki en el nivel 1. Me sentí muy conmovida con la iniciación, y sentí, física, emocional y mentalmente, que una ocurría una "apertura" en un instante, al punto en que repentinamente brotaron lágrimas, breve e intensamente. Estaba en realidad anonadada por el poder de la experiencia y, más tarde en casa, me tomó cierto tiempo integrarla.*

*Desde esas fechas he utilizado con mi familia lo que prendí y mucho después, con mi perro. Un año después de haber tomado el nivel 1 del Reiki, sentí un apasionado interés por recibir una certificación en la terapia asistida por animales conocida como zooterapia. Terminé mis estudios y recibí un diploma en la primavera del 2011. Mi golden retriever, animal mágico, un perro de la SPCA llamado April, encontró su camino a mi lado a través de una innegable serie de eventos sincrónicos. Ella es mi compañera de trabajo y hago uso del Reiki regularmente con ella. Los resultados que logro con ella son más visibles para mi cuando tengo la ocasión de hacerlo con humanos.*

*Creo que para mí la iniciación en Reiki 1 no fue un accidente; fui atraída ahí lista para las aperturas del corazón que ocurrirían. Me parece tan natural, ahora que veo en retrospectiva el despliegue de lo que ocurrió. Espero continuar mis estudios de Reiki ya que son muy complementarios con mi nueva profesión. Bendiciones para tí, Roland, por ayudarme a llegar ahí.*

## Nivel 2

En el segundo nivel del Reiki, los estudiantes aprenden tres símbolos sagrados que incrementan enormemente el poder de los tratamientos. El estudiante aprende también a hacer llegar la energía Reiki a distancia, lo que abre la posibilidad de ofrecer tratamientos en cualquier lugar de la tierra, o en fin, del universo. Además se enseña una nueva técnica llamada Reiki Mental/Emocional.

Se invita a los estudiantes a que compartan sus experiencias del primer nivel, los principios y hace una revisión de cualquier aspecto del nivel 1 que pudiera no estar claro.

El Maestro Reiki transmite dos sintonizaciones que incrementan más aún el nivel vibratorio del campo energético y la capacidad para recibir y transmitir energía. Este segundo nivel es otro catalizador para el crecimiento personal y para alinearse con la tarea de su vida.

Se facilita el tiempo necesario para practicar la entrega de tratamientos que usen los nuevos símbolos con las posiciones estándar, la nueva técnica Emocional/Mental y el tratamiento a distancia.

### Símbolos del nivel 2

Cada uno los símbolos Reiki actúa de manera diferente para ampliar la efectividad de los tratamientos. Se activan cuando se combinan de algún modo específico la geometría sagrada, el color y el nombre. Los símbolos no son efectivos si es que la persona no ha sido iniciada en el Reiki por un Maestro Reiki.

Aunque las imágenes de los símbolos del Reiki han sido publicadas por algunos autores y pueden ser halladas en Internet, se pide a los alumnos de Reiki que mantengan su confidencialidad para respetar su naturaleza sagrada.

## El símbolo de la distancia

Este primer símbolo crea y mantiene una conexión etérea (energética) entre el que envía y el que recibe un tratamiento a distancia. Es un símbolo que cubre completamente un tratamiento holístico. En general lo que significa es que "el Leve/Divino/Buda/Maestro en mí, reconoció al Leve/Divino/Buda/Maestro en ti." Es un símbolo que promueve la humildad y la igualdad, haciendo recordar al que envía que todos somos iguales y que la trayectoria sanadora de todos es única y no debe ser juzgada.

## El símbolo del poder

Este segundo símbolo incrementa el poder de la energía ahí donde se aplique y ayuda a remover los bloqueos y la energía libre estancada. Este símbolo se usa también con los alimentos y el agua y para limpiar objetos (como los cristales), habitaciones, y espacios en los que se encuentra estancada energía no deseada.

## El símbolo mental/emocional

El tercer símbolo es el mental/emocional. Se usa para profundizar la conexión entre el que da y el que recibe invitando a que surja la información que puede ser útil y apropiada para el que recibe en su jornada sanadora.

Catherine explica de esta forma su experiencia en el nivel 1 y en dos sintonizaciones.

*Durante la iniciación del Reiki 1, sentí que mi canal de energía se abrió hasta alrededor de 5 cm y*

69

*parecía una luz blanca en la medida en que brotaba la energía. Sentí que la energía circulaba un buen rato y tenía el efecto de enderezar, alcanzar y abrir la energía universal.*

*Durante la iniciación del nivel 2, mi canal definitivamente se agrandó a unos 10 cm de diámetro. La intensidad y poder de la energía que pasaba por mis manos cuando uso los símbolos es muy fuerte.*

## Nivel 3

Alexandra, una estudiante del nivel 3, comparte su experiencia de esta manera:

*Gracias por esta oportunidad para ser parte de la más maravillosa e luminosa experiencia espiritual de mi vida, la sintonización del tercer nivel que recibí en el mes de noviembre del 2009.*

*Fue una aventura de descubrimiento de una tierra desconocida que me quitó el aliento. Desde que comenzamos el día meditando, me sentí llevada por alas de energía y dejé que me conduzcan durante toda la jornada. Experimenté cosas sorprendentes en el camino sentir la quietud y transformarme en parte de ella; sentir un inmenso poder del campó energético alrededor mío y disolverme en él; sintiéndome minúscula frente al universo y a la vez enorme; sentir la unidad con todos los que se encontraban en la habitación; conectada a través de la energía con el Universo y con Dios; sintiendo reverencia ante Dios, los Maestros y los guías; sintiendo amor por todos a mi alrededor, por la humanidad; y sintiéndome agradecida por cada precioso segundo que me brindaba este día especial.*

*Gracias por la oportunidad para aprender cosas nuevas y por presentarnos el conocimiento sagrado del Reiki 3 y por ayudarme a dar un paso más y más elevado en el camino interminable del crecimiento espiritual. Gracias por crear este evento tan especial. Me siento feliz de conocer a esta gente maravillosa, especial, bondadosa e interesante que me hizo sentir que las conocía de toda la vida. Creo que todos los seres humanos son un milagro maravilloso y cuando estamos unidos y juntos, podemos hacer que el mundo sea diferente.*

*Ese día perdí el sentido del tiempo y del espacio que pasó delante de mí como una exhalación. Al final sentí algo de tristeza porque la aventura llegó a su fin. Fue el día más especial del la trayectoria de mi ALMA. Con todo mi corazón, con mi sincero respeto y gratitud.*

*Alexandra*

En el tercer nivel el estudiante recibe otra poderosa sintonización y se le enseña algunas posiciones de las manos para focalizar la energía y la consciencia así como otras dos técnicas para aplicar la energía Reiki. También aprendo el primer símbolo-maestro que es poderoso y nos invita a la expansión y a la luz.

Una vez más se revisan los principios, se responden preguntas y los estudiantes comparten sus experiencias.

En este nivel comienzo a asignarles tareas en la forma de preguntas sobre cuyas respuestas deben reflexionar. También les pido reportes sobre dos tratamientos, personal y a distancia. Con esto me aseguro que los estudiantes hagan prácticas que permitan la profundización de todo lo que han aprendido hasta ese momento y para que se tomen el tiempo de estudiar y de reportar su experiencia en el dar y recibir tratamientos. Yo reviso y comento los trabajos que hacen los estudiantes. Solamente emito los certificados al final de una sesión individual con cada estudiante durante la cual se absuelven todas las preguntas y durante la cual se invita al estudiante a que comparta su experiencia y su trayectoria de auto-sanación. No todos los Maestros Reiki facilitan este seguimiento y guía. En este nivel he encontrado que es invalorable para el estudiante/practicante que para esa etapa está habitualmente interesado en practicar Reiki de manera más regular e incluso profesional.

## Nivel 4: Maestro/Profesor

No todos siguen el nivel Maestro/Profesor con la intención de enseñar. Algunos lo asumen para el crecimiento personal que a este nivel ocurre, antes de descubrir, como me ocurrió a mí, el deseo de compartir con otros estos conocimientos.

Antes de admitir a un candidato al nivel Maestro/Profesor, el Maestro Reiki debe asegurarse que el candidato tenga la actitud y motivación correcta. Si el Maestro Reiki no conoce a la persona que solicita ser admitida, será necesario que se conozcan. Cada Maestro Reiki tendrá su manera personal de evaluar y aceptar estudiantes.

Las enseñanzas en el nivel Mestro/Profesor se inicia con un poderoso ritual de sintonización y con la introducción de un nuevo símbolo. Cómo enseñar y cómo sintonizar estudiantes, es enseñado posteriormente, en el momento apropiado.

Algunos Maestros Reiki ofrecen el entrenamiento, durante un período con el apoyo de tareas y reuniones regulares. Otros ofrecen este entrenamiento sin este soporte, pero se espera que estén disponibles para responder preguntas y para ofrecer lineamientos cuando se necesiten.

Personalmente, yo pido a mis estudiantes que durante un período de ocho meses a un año, estudien conmigo, comenzando con el ritual de iniciación y luego asistiendo a clases como observadores; practicando el arte; leyendo la literatura asignada, haciendo sus tareas y elaborando los reportes asociados a seis de los treinta tratamientos que han hecho en ese tiempo.

Los estudiantes Maestro trabajan a su propio ritmo y se benefician del constante contacto conmigo, apoyados por la revisión y comentarios a los trabajos que entreguen. Con esto se asegura que los estudiantes integren las enseñanzas y que puedan asistir a las clases sin tener que enseñar ni aprender el material. Pueden recibir de esta manera lo que aporto a las clases y ver cómo enseño sin ninguna presión.

Además, les ofrezco apoyo como un "coach" para que comiencen su propia práctica para que desarrollen una clientela. Se les pide que asistan y tal vez lideren un Compartir Reiki que es un encuentro de practicantes Reiki y a veces de recién llegados al Reiki para que compartan experiencias, mediten, hagan preguntas e intercambien tratamientos.

El entrenamiento se completa cuando los estudiantes han cumplido con todos los requerimientos que se les hace; cuando han integrado el alma y el corazón del método; y cuando estén preparados para recibir, acompañar, dar apoyo y guía potencial a estudiantes de todos los niveles, desde el nivel principiante hasta el Maestro/Profesor. Eso es lo que me puede dar la tranquilidad para sentirme seguro de que ellos van a transmitir fielmente sus aprendizajes a sus propios alumnos con la dedicación, corazón y experiencia que se requiere.

Ocurre a veces que yo o los mismos estudiantes nos demos cuenta de que no están realmente listos para asumir esa responsabilidad o que no se sienten suficientemente adecuados como para ser profesores y que decidan no concluir su entrenamiento. Ellos recibirán todo el apoyo necesario en este proceso.

Yo sugiero a todos mis estudiantes que se registren en alguna asociación de Reiki debidamente reconocida.

## Veintiún días de integración

Después de completar cada nivel de formación se sugiere a los estudiantes que sigan un período de purificación e integración que dura veintiún días consecutivos durante el cual se hace un tratamiento Reiki todos los días. El repentino incremento del nivel vibratorio de las sintonizaciones da inicio a un proceso continuo de liberación de toxinas, emociones guardadas y energías negativas, lo que requiere del apoyo de un auto-tratamiento durante los 21 días.

Este proceso de integración podría ser muy fluido o puede ser un período de sueños muy vívidos, cambios de estado de ánimo, sensaciones extrañas o emociones fuertes (furia, gozo intenso, etc.). Se trata de indicadores de integración y de transformación interior. Si prestamos atención a lo que está ocurriendo podremos descubrir o desvelar importantes mensajes que servirán de apoyo para el cambio beneficioso y necesario que puede ocurrir. Los estudiantes pueden llevar un diario durante este período a fin de registrar sus pensamientos, emociones y reacciones, lo que los ayudará a reflexionar y a hacer un seguimiento de su progreso.

En el libro *Abundance trough Reiki* (Horan, 1995), *Abundancia a través del Reiki,* podemos encontrar un ejercicio que puede ser muy útil en este período.

Sabine, una estudiante del nivel 2 de Reiki, comparte lo siguiente:

*Mi período de veintiún días después del nivel 2 fue un poco difícil en la última parte. Entre los días 7 y 10, me estaba sintiendo triste y deprimida, pero esto terminó en el día 22, coincidiendo con mi ciclo menstrual. Fue extraño, pero he llegado a aceptar que ocurren cosas extrañas en este proceso.*

## Resumen del Capítulo 3

El Reiki Tradicional se hizo popular gracias a la Sra. Hawayo Takata la misma que o aprendió del Dr. Hayashi, discípulo de Usui. Puede aprenderse en tres o cuatro niveles, dependiendo del linaje de Maestro/Profesor.

La sintonización, que es una transmisión de energía provista por el Maestro Reiki, incrementa el nivel de vibración del campo energético del estudiante y facilita y aumenta su capacidad para canalizar y transmitir energía. Esta sintonización es la que actúa como catalizador de la transformación personal.

Hay Maestros que han creado extensiones del Reiki tradicional a partir de la información adicional y símbolos adicionales que han recibido o que han añadido técnicas al método tradicional básico.

El Reiki se transmite por la imposición de manos en una persona, presencialmente o a distancia. No se necesita ni se enseña otra técnica. Los símbolos sagrados que aprenden a partir del nivel 2, permiten una conexión a distancia, incrementan el poder del tratamiento y crean una conexión más profunda entre el que da y el que recibe.

En el nivel Maestro/Profesor, se permite transmitir enseñanzas a los alumnos de todos los niveles.

# CAPÍTULO 4

# APLICANDO EL REIKI:
# GUIAS PARA EL PRACTICANTE

Tu principal objetivo como practicante Reiki es ser un canal claro para el cliente y ser lo menos directivo posible. Si bien el practicante de Reiki no está realizando una terapia, si es que aprende a crear un espacio contenedor más sano y amoroso, aumentará la efectividad del tratamiento que ofrece y tendrá un efecto terapéutico.

Como practicante, este capítulo te ayudará a volverte más consciente de muchos aspectos que puede surgir entre tú y tus clientes mientras realizas el tratamiento. También responderá muchas preguntas que surgen entre los estudiantes durante los cursos.

Comenzaré tratando los aspectos acerca de las relaciones a tomar en cuenta. El espacio del tratamiento, el ambiente y el equipo también tienen un impacto significativo en el tratamiento.

No necesitas haber dominado todos estos aspectos antes de comenzar una práctica profesional. Siempre estarás creciendo como practicante a medida que ganas experiencia.

## La relación practicante/cliente

### El uso correcto del poder

*The Right Use of Power: The heart of ethics* (Barstow, 2007) es el título de un libro sobre las dinámicas de poder en la relación practicante/cliente. Desde el momento en que entras en una relación como ésta, existe una fuerte probabilidad de que cualquiera de ustedes, o ambos, asuman roles inconscientemente. A menudo, el cliente le da al practicante mucho poder. Y algunos practicantes, sin saberlo, buscan "alimentar su ego" con sus clientes.

Es, por tanto, importante que el practicante sea consciente de que existe una dinámica de poder. De ese modo podrá vigilarla, quizás nombrarla, y trabajar continuamente para empoderar a su cliente.

*The Right Use of Power* está basado en un aprendizaje vivencial y está estructurado de modo que el lector pueda tomar consciencia de las trampas potenciales en la relación cliente/practicante y de las formas en que los practicantes pueden empoderar a sus clientes al mismo tiempo reclamar su propio poder como practicantes.

Barstow explica que puede ser tan dañino no asumir su propio poder como regalarlo, sea uno cliente o practicante.

**Presencia y no-hacer**

*Sabiduría sin palabras*
*nacida del silencio interior,*
*llevada dentro del corazón,*
*regalada con Bondad Amorosa.*
*Esto es verdadera medicina*
(Autor desconocido)

Este es un aspecto que continuamente enfatizo en mi docencia. En el Reiki, mientras más desarrollas tu presencia contigo mismo, más capaz vas a ser de estar con tu cliente. Mientras menos hagas y menos te preocupes durante el tratamiento más efectivo será. Hay que tener una clara intención de estar ahí para el mayor bienestar de la persona, no hay nada más que hacer sino confiar que la divina inteligencia del cliente absorberá y dirigirá la energía Reiki que tú haces disponible a donde sea requerida para la curación, al propio ritmo del cliente.

Esto significa no empujar, jalar o, de otro modo, manipular la energía, sino dejar que tu conocimiento interior y tu intuición te guíen en el proceso.

Podrías encontrarte con que tu mente divague por todos lados mientras intentas estar presente. Si esto sucede solamente debes traerte de vuelta con gentileza y compasión a medida que lo notas. La tendencia es que los nuevos practicantes cierren sus ojos, asumiendo que percibir será más fácil con los ojos cerrados. Normalmente esto invitará a la mente a perderse en el camino. Más bien, mantén tus ojos ligeramente abiertos con un enfoque suave y ciérralos ocasionalmente cuando sea necesario. Esto te ayudará a mantenerte más presente.

En la profesión curativa es común que no recibamos una retroalimentación de parte de nuestros clientes. Mantenemos el seguimiento al mínimo para respetar la privacidad del cliente y su camino de curación; por tanto, raramente hago un seguimiento a los clientes que no regresan porque confío en que ellos sabrán cuando regresar si lo necesitan. No hace mucho se me recordó la importancia de la simple presencia. Me llegó un correo de una cliente que había visto solamente una vez muchos meses atrás y de quién no había vuelto a escuchar. Quería agradecerme por la única sesión que tuvimos ya que este único tratamiento había sido un factor decisivo en el inicio de grandes cambios en su vida. Dijo que "nunca nadie había estado presente con ella de ese modo". Recibir este correo me ayudo a confiar y confirmar que solamente *estar ahí* es suficiente.

"Dejar que el Hacer venga del Estar" es una cita que pongo en mi refrigerador como un constante recordatorio.

## Límites sanos con los clientes

Para ser el mejor canal curativo, tú mismo necesitas sacarte completamente del camino. La curación de tu cliente se vuelve la prioridad y el modo en cómo te posicionas en la relación tendrá un efecto en el proceso curativo. Siempre está ocurriendo una transferencia entre tú y el cliente (ver la sección sobre la supervisión en el Capítulo 5) y, a menudo, no es consciente. Si desarrollas una amistad con la o el cliente existe el peligro de que prioricen la relación en lugar del camino de curación.

Establecer y mantener límites sanos es una habilidad que necesitas desarrollar a medida que comienzas a trabajar con clientes.

Pasar de una relación practicante/cliente a una de amistad a veces ocurre y puede ser sano que ocurra si es una elección mutuamente clara y consciente y si se le otorga el suficiente tiempo y cuidado a la transición. Algunas escuelas de pensamiento recomiendan hasta dos años antes de permitir que un cambio como este tenga lugar. De esta manera, todos los aspectos pueden ser considerados, traídos a consciencia y discutidos por ambas partes.

## La curación es un trabajo "interno" y es responsabilidad del cliente

La curación es un trabajo "interno" apoyado por factores "externos". Cuando hay una lesión física de algún tipo (fracturas, enfermedades, quemaduras) o algún malestar, la ayuda es administrada mediante algún tipo de drogas, férulas, yesos, cirugía, psicoterapia u otro tipo de ayuda "externa". Pero es el cuerpo el que cura, no lo que se le administra; la curación viene del interior. Lo mismo se aplica para cualquier curación emocional, psíquica, mental o espiritual. Sucede al nivel para el que la persona se encuentra preparada en un momento dado.

El practicante no controla ni dirige la curación. Él o ella simplemente está disponible como una antena o canal para la energía, que entonces se torna disponible para la persona que la recibe. Esto brinda un modelo que la persona puede elegir seguir o no. Estar disponible para el cliente no significa que la responsabilidad recae sobre ti. Es el o la cliente quien es responsable por su camino de curación, no el practicante.

La curación puede ocurrir durante el tratamiento o después- el mismo día o en unos días, meses o años. El tratamiento Reiki podría simplemente establecer el escenario para que ocurra la curación.

## Una colaboración entre cliente y practicante

La relación cliente    practicante es una empresa colaborativa y mientras más confías en que el cliente tiene los recursos necesarios dentro suyo, más capaz serás de "dejar ir y dejar que al Reiki" haga su trabajo.

La necesidad de arreglar, el habito de buscar qué es lo que está mal

Ten cuidado con la necesidad de arreglar y buscar qué está mal mientras él o la clienta entra a tu oficina. En tanto profesional que ayudas, es fácil (y probablemente habitual) que categorices al cliente en alguna de las pequeñas cajas y etiquetas que podemos haber aprendido en múltiples entrenamientos.

Por el contrario, observa si puede buscar fortalezas y recursos en la persona que busca tu apoyo, desde el momento en que entra en tu oficina. ¿Qué notas que te ayuda a saber que no tendrás que "trabajar tan duro" con esta persona? ¿Puedes confiar en que el o la cliente tiene todo dentro y sabe qué necesita? ¿Puedes dejar ir u necesidad de obtener resultados?

El método Hakomi (ver el Anexo G) enseña a mirar aquello que es nutricio a medida que interactúas con tu cliente y a darte cuenta que hacer eso en realidad va a promover tu presencia amorosa.

## Conoce tus límites

Podría suceder que la condición de la o el cliente está más allá de aquello con lo que te sientes cómodo trabajando, o que él o ella sea una persona con la que simplemente no te sientes confortable.

Eres perfectamente libre de cuidarte y elegir los clientes con los que trabajas. Forzarte a trabajar con personas con quienes no te sientes cómodo no los beneficiará. Al referirlos a un colega, otro profesional de la salud o al sugerirle otra manera de trabajar, también estarás modelando su responsabilidad propia, su cuidado propio y sus límites sanos.

## Preparándote para los clientes y para tratarlos

Antes de recibir a tu cliente necesitarás estar centrado y en un estado de ánimo que sea el más conducente para lograr un buen tratamiento. Los siguientes párrafos describen algunas cosas que puedes hacer para prepararte.

## Entra en contacto contigo mismo

Primero, tomate un tiempo para observar cómo te encuentras y qué está presente para ti en el momento. ¿Hay algún asunto sin terminar que está tomándote mucho espacio y que puede impedirte que estés totalmente presente? ¿Hay emociones fuertes que han quedado de la interacción con otra persona? ¿Tu condición física te está impidiendo estar totalmente presente? Si es así, observa si puedes permitir que estas cosas estén ahí, simplemente reconociendo su presencia, mientras al mismo tiempo te mantienes presente con tu cliente.

Puedes optar por meditar un momento para ayudarte a centrarte y alinearte. Seguir la respiración calma y centra. Comúnmente uso ejercicios simples de inhalación contando hasta cuatro, reteniendo durante cuatro segundos y exhalando con una cuenta de ocho segundos. Esto regula el sistema nervioso y mueve el foco de la atención fuera de la mente.

Otra forma de centrarte es decir el mantra "OM" en una exhalación lenta, lo que ayuda a alinear los chakras superiores. Sentir la vibración de tu propia voz mientras resuena a través de tu cuerpo es calmante y beneficioso.

Experimenta y encuentra una forma que funcione para ti.

## El modo de estar que conduce a dar tratamientos

La energía fluirá desde el campo más fuerte al más débil, como sucede con dos baterías cuando ayudas a un carro que no enciende. Necesitas estar en mejor condición que el cliente para que sea el cliente el que recibe el tratamiento, y no al revés. Si estás muy cansado o no estás físicamente bien, podría ser mejor posponer la sesión. Esto no significa que una persona que no esté bien (con alguna enfermedad o condición crónica) no pueda dar tratamiento Reiki, pero uno debe revisar y evaluar su nivel de energía antes de darlo.

Si estás experimentando emociones fuertes por alguna interacción que has tenido con alguien y no puedes ponerlas de lado, también podría ser mejor posponer el tratamiento.

## No te preocupes de los resultados

No es posible saber el impacto total de un tratamiento Reiki. No estamos en control del proceso curativo del cliente, ni podemos determinar los efectos del tratamiento o cuándo se harán sentir. No podemos predecir en qué nivel (físico, emocional, mental, psíquico o espiritual) tendrá lugar la curación. Aunque podemos presenciar el resultado durante el tratamiento, tales como la relajación, la liberación física y mental, o introvisiones, puede haber otros resultados de los que no tenemos consciencia, los cuales ocurrirán a su propio tiempo y es posible que nunca escuchemos de ellos.

No es tan simple como suena el no preocuparse de los resultados. La mayoría de nosotros hemos sido entrenados para hacer, dirigir y analizar. Nuestro valor propio es, a menudo, medido en base a resultados. Dejar ir los resultados es una experiencia de humildad y requiere rendirse ante un Conocimiento Superior y confiar en el proceso.

Este ha sido uno de los más grandes retos en mi aprendizaje como un facilitador de la curación; constantemente necesito invocar al Testigo para poder atraparme a mí mismo en el proceso de hacer, dirigir o analizar. Mientras más hago esto, más puedo salir del camino y confiar, y el trabajo parece volverse más fácil.

A menudo escucho a principiantes preguntar a sus clientes de práctica "Bueno, ¿cómo te fue, qué sentiste?" tan pronto como termina el tratamiento Reiki. Es mejor permitir que pase un tiempo para la integración antes que el cliente se levante y permitir que cualquier tipo de comentario surja espontáneamente. Después de un tiempo podrías formular la pregunta más adecuada: "¿hay algo que te gustaría compartir de tu experiencia?"

### No uses tu propia energía para curar

Si notas que estás exhausto después de dar un tratamiento Reiki, podría deberse a algún aspecto físico, como una inapropiada altura de la mesa, cansancio de estar parado por tanto tiempo, inclinarse hacia adelante porque el cliente no está lo suficientemente cerca al lado de la mesa en que estás trabajando, retener tu respiración o no relajarte a medida que estás dando el tratamiento. Está bien sentarte mientras ofreces un tratamiento, aunque podría ser más difícil sentirte suficientemente arraigado en esa posición.

Podría deberse también a que estás forzando la energía, usando tu propia energía, y/o trabajando muy duro con tu mente e intentando muy fuertemente percibir y comprender qué es lo que está sucediendo durante el tratamiento.

A menudo los principiantes usan en exceso su tercer ojo y fruncen el ceño en concentración, intentando ver o percibir la energía y tratando de hacerlo "bien". Los hombros y las partes superiores del brazo suelen estar muy tensos, lo que restringe el flujo de energía y causa fatiga.

A medida que brindas el tratamiento, mantente monitoreando tu postura y relajando cualquier tensión en tu cuerpo. Esto aumentará el flujo y transmisión de la energía. ¡Y no olvides respirar! Escanéate periódicamente para revisar tu arraigamiento y si estás o no concentrándote intensamente con alguno de tus chakras. Restablece tu intención y nivela tu atención entre todos tus chakras mientras haces esto.

## Establece tu clara intención

La intención es una de las más poderosas herramientas que conozco. Toma un tiempo para establecer una clara y fácil intención de estar presente en virtud del bien superior de tu cliente.

Estas simples palabras son poderosas: "Establezco mi clara intención de estar totalmente presente para mi cliente, salir del camino y rendirme ante lo Divino y su camino de curación".

## Arraigamiento

Alexander Lowen y John Pierrakos acuñaron la palabra "arraigamiento" mientras desarrollaban la Bioenergética.

Arraigamiento significa estar totalmente en tu cuerpo y conectado a la tierra. Significa sentir tus pies en el suelo y con el soporte de la tierra. Estar arraigado te permite aprovechar sus más vibraciones más graves o bajas de la tierra que son las más beneficiosas, poniéndolas así disponibles para ti y tu cliente. Debido a que el arraigamiento es una parte tan importante de estar vivo, es importante desarrollar un fuerte sentido del arraigo.

Estar arraigado aumentará enormemente la energía Reiki que viene a través del chakra de la corona que se canaliza a las palmas de tus manos. El arraigamiento es el primer paso para preparar tu campo energético. Para que esté más conectado y para que sea un canal más fuerte de transmisión de las energías del Reiki y de la Tierra.

En *A Camino con carozón* (Kornfield, 2006) el autor explica que es muy importante estar bien anclado en el chakra raíz (o estar arraigado), cuando meditemos o, de otro modo, trabajemos con los chakras superiores.

El arraigamiento puede ser fortalecido progresivamente en tres pasos, a los que me gusta llamar Arraigamiento 1-2-3. Estos son los pasos:

1. *A nivel físico:* Primero, relaja tu espalda y mantén tu cabeza nivelada. Suavemente concéntrate en el suelo con tu mirada. Con tus pies paralelos y a la distancia de los hombros, dobla tus rodillas ligeramente de modo que no estén bloqueadas para permitir que le energía se mueva por las piernas. Mueve todo tu cuerpo, particularmente la pelvis y las piernas, trayendo, de ese modo, tu consciencia a la parte baja de tu cuerpo. Muchos de nosotros tendemos a mantener la energía en el área de la cabeza.

Siente tus pies en el suelo y esparce tus dedos del pie de modo que consigas el máximo contacto. Encuentra tu centro de adelante a atrás y siente tus pies y tu cuerpo completamente sostenidos por la tierra. Luego, pon todo tu peso en un pie y siente esa conexión. Haz lo mismo con el otro pie y regresa a tu centro. Toma algunas inhalaciones profundas hacia tu abdomen. Pon tus manos en tu abdomen y siente su movimiento con cada inhalación y exhalación. En la siguiente respiración imagina que tus piernas están vacías y que la respiración recorre todo el camino hasta tus dedos del pie.

2.- *A nivel energético* : Después, imagina que hay raíces creciendo como dos largos conos desde la palma de tus dos pies y que penetran el suelo, los cimientos del edificio, las diferentes capas de la tierra- tierra, arena, rocas, cristales- todo el camino, hasta llegar al centro de la tierra. Imagina o visualiza las raíces rodeando el centro de la tierra y llenando todo el cono, su frente, sus costados, su parte de atrás y el centro. Luego intenta y ve estas raíces conectándose con la consciencia de la tierra y absorbiendo esa energía nutricia y de apoyo. Deja que esa energía se mueva hacia arriba por las raíces como la savia se mueve por las raíces de un árbol. Deja que llene todo el campo de tu aura y de tu cuerpo. Podrías sentir calor y ver colores cuando haces esto, o quizás no. Sigue respirando profundamente.

3.- *A nivel de la intención* : El último, y muy importante paso, es conectarte con tu centro de intención, un punto en el centro de tu cuerpo justo bajo tu ombligo, del tamaño aproximado de una bola de golf y con la forma de una nuez. Barbara

Brennan (2006) introduce y describe esto en Manos que curan 2 : hágase la luz. Sostiene que este punto es donde guardas tu intención de ser encarnado en esta vida y en este cuerpo. Conéctate a él juntando los dedos de ambas manos en este punto y dejando que penetren tu cuerpo energéticamente hasta que conecten con él. Una vez conectados, trata de crear una conexión entre este punto y la consciencia energética de la tierra en su núcleo. Alinea tu intención desde esta conexión para estar totalmente presente para tu cliente.

Mantente en esta postura de arraigamiento e intención mientras te mueves de una posición a otra durante el tratamiento. Notarás que tu conexión y el flujo de energía serán mucho más poderosos. Muchos de mis estudiantes sienten mucho calor cuando practican por primera vez esta forma de arraigamiento.

**Abre tu campo energético**

Luego, prepara tu campo para que circule más energía mediante la apertura de los chakras. Esto permitirá que cada uno pueda estar completamente disponible para recibir la energía y las vibración única asociada a ese chakra. Puedes hacer esto simplemente centrando tu atención en cada uno y respirando hacia ellos. De ese modo se abrirán naturalmente, comenzando por el chakra raíz en el perineo. Si estás familiarizado con los colores asociados a cada chakra, puedes evocarlos también a medida que te conectas.

1$^{er}$ chakra – rojo

2$^{do}$ chakra – naranja

3$^{rer}$ chakra – amarillo limón

4$^{to}$ chakra – verde primavera

$5^{to}$ chakra – azul cielo

$6^{to}$ chakra – indigo

$7^{mo}$ chakra – violeta o blanco

Dado que los chakras también son receptores de información, estás incrementando tu capacidad de recibir información que podría estar disponible al dar el tratamiento.

## Saludar a tu cliente

Los nuevos clientes podrían no estar familiarizados con el Reiki y estar nerviosos e incluso ser escépticos respecto a este "raro" tratamiento *new age*. Podrían haber sido referidos por alguno de tus clientes, colegas o quizás una pareja. Podrían ni siquiera estar seguros de querer estar ahí. Podrían haber venido por curiosidad o porque tienen una condición contra la que luchan y ya han probado todo lo demás.

Permítete un pequeño tiempo extra en tu agenda para clientes nuevos. Presta atención y sé una presencia incondicional. Conócelos ahí donde están en su proceso. Si ellos son nuevos al Reiki, querrás explicarles qué es y qué pueden esperar durante el tratamiento.

Será importante dejarles saber que el Reiki es un tratamiento complementario y en ocasiones alternativo, pero que deben consultar a un profesional de la salud cualquier duda que tengan sobre su condición, dado que tú no puedes diagnosticar con el Reiki ni prescribir ninguna medicación. Puedes hacerles saber que el Reiki no interferirá con ningún otro tratamiento que estén llevando, sino que, por el contrario, servirá para apoyarlo y quizás acelerar el proceso curativo. Hazles saber que no tienen que creer o "comprarse" el Reiki. Todo lo que necesitan es tener una intención de curarse y estar abiertos a esta nueva experiencia.

Si tu desarrollas buenas habilidades de escucha y practicas una presencia amorosa los ayudarás a sentirse más a gusto contigo y con el tratamiento.

Una vez que les hayas informado respecto al Reiki, preguntado por su motivo de estar ahí, y respondido sus preguntas, puedes contarles cómo será el tratamiento. Déjales saber que las emociones pueden surgir durante el tratamiento a medida que son liberadas de los bloqueos que las retienen dentro. Asegúrales que eso es un signo de la curación que está sucediendo y que tú estarás presente con ellos a través del proceso mientras transmites el Reiki. A menudo, cuando los clientes experimentan emociones fuertes tienden a retener la respiración. Respirar hacia las emociones los ayudará a atravesarlas y a liberarlas más fácilmente.

Luego puedes invitarlos a la mesa de terapia y asegurarte que se sientan cómodos antes de comenzar.

**Establece una intención con el cliente**

Una vez que te has asegurado que tu cliente está cómodo, invítalo a establecer una intención para la sesión de cualquier forma que se sienta apropiada. Muy a menudo, usaré una o todas estas formas de invitar a la experiencia:

- Te invito a abrirte a recibir esta energía de consciencia divina y de amor incondicional de modo que aclare, equlibre, recargue y repare cualquier área que lo necesite.

- Puedes invitar a los amigos espirituales, guías, ángeles y presencias de maestros ancestrales a estar presentes si lo deseas. Si es apropiado para ti, puedes también invitarlos a ayudar durante el tratamiento.

- Puedes invitar al universo a poner en tu camino todas las experiencias, información, mensajes, personas, eventos, libros o cualquier otra cosa que estés listo para experimentar y que pueda contribuir a tu camino de curación, para que de ese modo puedas regresar a la plenitud y continuar compartiendo la esencia y regalo de quien eres con el mundo a tu alrededor. Deja que esto ocurra sin esfuerzo y que sea divertido.

Con frecuencia veo que los clientes suspiran y sonríen en la parte de la invitación que dice "sin esfuerzo y que sea divertido. "

## Tocar o no tocar

Primero, pregunta tu cliente si está de acuerdo con que reposes tus manos directamente sobre las posiciones de tratamiento. Esto es importante porque muchos clientes pueden no estar cómodos con ser tocados en algunas o en ninguna parte de su cuerpo, especialmente si han sufrido abuso.

Si bien la energía Reiki fluirá hacia el campo del cliente independientemente de si tus manos lo tocan o no, yo recomiendo, si el cliente lo permite, estar en contacto con el cliente a todo momento, con una presión suficientemente sólida como para que puedas sentir al cliente y él te pueda sentí a ti. El tacto puede ser un aspecto muy significativo de acompañar a alguien. El tacto les deja saber que tú realmente estás ahí con ellos y para ellos. Mejora la conexión de corazón entre ambos. No somos lo suficientemente tocados de manera cariñosa en nuestra sociedad.

Podrías encontrarte con que sientes menos el flujo de energía si tus manos están directamente sobre el cliente. Si este es el caso, recuerda que el cliente es la prioridad y cualquier cosa que mejore la conexión también mejorará el tratamiento. Si tú tienes una resistencia a tocar, siente curiosidad respecto a por qué es así. Podría ser muy valioso evaluar esto con tu terapeuta o supervisor.

Si tienes permiso para tocar, apoya tus manos en las posiciones de modo que sientas un sólido contacto entre tus manos y el cuerpo del cliente. Dile al cliente que te deje saber si la presión se vuelve incomoda y revísalo de vez en cuando.

Cuando cambies de posiciones, hazlo una mano a la vez, de modo que siempre estés en contacto con el cliente.

## Sumerge tus manos energéticamente

Una vez que tengas tus manos en el cliente o en cualquier posición dada, permite que tus manos se sumerjan energéticamente en el campo del cliente. Imagina que ellas penetran profundamente en su cuerpo. Esto profundizará tu conexión con el cliente y su experiencia, y la energía fluirá incluso más. Respira profundamente mientras haces esto, y arráigate.

## Percibiendo y sintiendo

Cuando das un tratamiento Reiki, podrás o no sentir la energía y recibir o no la información del cliente mientras trabajas. Esto tiene solo una importancia secundaria frente a estar presente y dar Reiki.

Muchos de nosotros tenemos una fuerte necesidad de saber, sentir, ver o de otro modo percibir. Si no lo hacemos, comenzamos a disminuir nuestra habilidad y dudar de nosotros mismos, de la efectividad del tratamiento y nuestro valor propio. Cuando miramos demasiado y buscamos mucho, no apreciamos o siquiera notamos lo que sí percibimos porque no se parece a lo que creemos que debería ser. Este es un círculo vicioso porque mientras más nos esforzamos por percibir, menos podemos ser conscientes de lo que realmente percibimos, porque nuestra atención está en otro lado.

Existen alrededor de doce maneras distintas de percibir el campo energético, dependiendo de cuáles de nuestros chakras están sintonizados y abiertos a recibir. Puede ser sentido cenestésicamente, emocionalmente o intuitivamente. Puede ser percibido como un sentimiento de amor; experimentado como una sensación de gusto u olor; escuchada como un sonido o una forma de guía; o visto en formas y color del mismo modo que vemos todo a nuestro alrededor. Podrías verlo en la pantalla de tu mente- imágenes o fotos, símbolos o formas que aparecen en tu mente al trabajar. O podría ser conocimiento directo.

Por un largo tiempo no sentía la energía fluir y quería, con muchas ganas, ver el campo energético. A pesar de que no percibía mucho, podía ver que los clientes se beneficiaban de los tratamientos y eso era suficiente para mantenerme motivado. Mientras más capaz soy de rendirme ante el no-saber, más puedo sentir y percibir. Frecuentemente he encontrado que es cuando no estoy buscando que soy sorprendido. Afortunadamente no esperé ver y sentir antes de empezar a dar tratamientos.

A medida que continúo dando tratamientos, me vuelvo consciente de que mis sentidos más fuertes son la intuición, la habilidad de sentir emociones y la sensación directa de saber. A veces surge una imagen en mi mente de lo que necesito ver mientras trabajo en un área particular (sea un músculo, órgano, hueso, etc.). Últimamente he comenzado a ver diferentes colores alrededor de mis clientes, o ver sus manos cambiar de color a medida que hablan. Sin embargo, no tengo esto suficientemente claro como para hacer algún tipo de interpretación.

Todos tenemos diferentes fortalezas en la forma en que percibimos la energía. Esto probablemente mejorará mientras más trabajes con la energía.

## Puntos calientes y fríos

Una pregunta que constantemente recibo es "¿qué significa cuando el lugar donde están mis manos está caliente o frío?". Esto puede significar una variedad de cosas.

Si el área se siente caliente, generalmente es un indicador de que la energía Reiki está siendo absorbida. Mientras más calientes están tus manos, más energía está siendo atraída al campo energético del cliente.

Si la posición se siente fría, puede que haya un bloqueo en esta área; la energía no está siendo absorbida o está siendo rechazada. Esto puede suceder cuando el chakra está "cerrado" o en modo de proyección, empujando y/o resistiendo. Los músculos en el área del cuerpo que está tensa van a constreñir las vasos sanguíneos e impedir la circulación. Esta área, entones, se sentirá fría al tacto.

Un punto frío puede también indicar una fuga de energía. Articulaciones, tales como tobillos, rodillas y hombros, son típicos lugares desde los que la energía se fuga del campo.

### Tipos de información recibida: compartir o no compartir

Si recibes o percibes información mientras estás dando tratamiento, esta puede venir en distintas formas. Alguna información puede ser fáctica y otra puede ser simbólica.

Ya sea que estés sintiendo algo o recibiendo información, lo primero que debes hacer es preguntarte: "¿esto es algo mío o es para mí? ¿es sobre el o la cliente, o para ambos?". Por ejemplo, si estás en el tercer chakra (plexo solar) podrías sentir una sensación de nauseas. Podría suceder que el cliente no sienta nauseas en el momento, pero que la nauseas esté conectada con un problema del pasado. Podría ser que estar en contacto con ese chakra evoca algo para ti en tu proceso. O podría ser un problema común para ambos. Hacerte estas preguntas podría permitir más claridad. Si está claro que no se trata de ti, entonces simplemente nótalo por el tiempo que dure y no lo interpretes, ya que nunca podrás estar seguro de su significado para el cliente.

Luego surge la pregunta "¿comparto esta información o no?" La clave para responder a esta pregunta es considerar si la información será útil para el cliente y si es el momento adecuado. Además, pregúntate si deseas compartir la información para beneficio del cliente o si es tu ego el que quiere presumir e impresionar al cliente- usa a tu testigo.

Si no estás seguro entonces apuesta por lo seguro y no lo compartas, al menos por el momento. Si sientes que es apropiado compartirlo, entonces puedes decir algo como "Cuando estaba en esta posición sentí esto, o esto vino a mi mente. No sé qué es pero quizás tiene algún significado para ti". A menudo los clientes preguntan qué sentí durante el tratamiento cuando se levantan de la mesa. Muchas veces no tengo nada que contarles y simplemente se los digo.

## Tratamientos y posiciones

Las variadas posiciones para dar un tratamiento Reiki están ilustradas en el Anexo A. El protocolo básico es, por lo general, el mismo pero puede variar de profesor en profesor y de libro a libro. Las posiciones estándar sobre lo chakras y articulaciones principales son esas áreas del cuerpo donde la energía penetra más fácilmente en el campo energético.

Se sugiere tratar desde tres a máximo cinco minutos por posición. A medida que te vuelves más experto en dar tratamientos, comenzarás a seguir tu intuición. Las posiciones y la cantidad de tiempo que inviertas en cada posición variarán de un tratamiento al otro y de un cliente al otro.

Al dar Reiki, mantén tus dedos juntos y la palma plana. Me gusta usar la imagen de una araña muerta reposando completamente plana, con todas las puntas de la mano tocando el cuerpo. Recuerda mantener un contacto sólido con el cliente de modo que pueda sentir tu presencia. Al cambiar de una posición a otra, haz el cambio una mano a la vez para mantener el contacto. Esto le permite al cliente saber que estás presente, lo que será significativo para aquellos que han experimentado y sufrido el abandono.

**Tratando al yo**

A continuación, ofrezco una lista de las posiciones que enseño para el yo. El chakra asociado está mencionado al costado de la posición en la que es aplicable.

Si haces todas estas posiciones en el tiempo sugerido de tres minutos por posiciones, el tratamiento completo tomará cerca de 50 minutos. Siempre es mejor hacer todas las posiciones primero y luego tratar otras áreas del cuerpo a las que te sientas atraído. Esto despeja el campo y lo prepara para un trabajo más profundo. Si no tienes la disponibilidad de tiempo, puedes darte a ti mismo un tratamiento más corto.

Nota para los principiantes: si todavía no has sido iniciado, intenta estas posiciones en ti mismo de todos modos, estableciendo una intención de curación. Probablemente sentirás algo de calor en tus manos, relájate y ten una sensación de bienestar.

Después de arraigarte, respirar hacia tus chakras y establecer tu intención, activa cualquiera de los símbolos que hayas aprendido antes de empezar el tratamiento.

Parte frontal del cuerpo- 13 posiciones

- Cabeza (corona), Séptimo chakra

- Cubriendo los ojos (tercer ojo), Sexto chakra

- Sienes, Sexto chakra

- Detrás de la cabeza, Sexto chakra
- Detrás del cuello, hombros superiores, Quinto chakra
- Garganta, Quinto chakra
- Corazón, Cuarto chakra
- Plexo solar, Tercer chakra
- Vientre (justo más arriba del hueso púbico), Segundo chakra
- Raiz, mano sobre la ingle, Primer chakra
- Rodillas
- Tobillos (en la articulación)
- Plantas de los pies

Parte posterior del cuerpo- 3 posiciones

Reactiva los símbolos antes de comenzar la espalda si tienes un nivel 2 o superior.

- Parte posterior del plexo solar, Tercer chakra
- Espalda baja (área lumbar), Segundo chakra
- Raíz (mano en el sacro y coxis), Primer chakra

Luego añade cualquier posición que lo necesite- órgano, herida, cirugía, tensión muscular, dolor, etc.

Barrido

Una vez que has completado todas las posiciones, puedes haces una limpieza final realizando un barrido por tu aura con tus manos, desde la mano a los tobillos, dos o tres veces. Esto permitirá enviar cualquier resto de energía estancada a la Madre Tierra o el Universo.

Cerrando el tratamiento

Una vez que hayas terminado, hónrate por el trabajo hecho y el tiempo que te has dado a ti mismo, y da gracias a la Fuente por su energía.

**Tratando a otra persona**

Abajo puedes encontrar una lista de las posiciones que enseño para tratar a otra persona. Menciono al costado de la posición en que es aplicable el chakra asociado. Estos difieren un poco a los que nos ditigimos cuando se trata a uno mismo. El chakra de la corona es omitido, pero puede ser añadido si lo deseas.

Se sugiere lavar tus manos antes y después del tratamiento, para limpiar la energía y por higiene.

Si trabajas en todas las posiciones con el tiempo sugerido de tres minutos por posición, el tratamiento tomará cerca de 45 minutos. Puedes dar un tratamiento más corto dependiendo del tiempo que tengas disponible.

Tras arraigarte, respirar hacia tus chakras, e invitar al cliente a establecer una intención, activa cualquier símbolo que hayas aprendido en el nivel 2 o mayor, sobre el chakra corona antes de empezar el tratamiento.

Pide al cliente estar lo más cerca posible del lado de la mesa en que estarás trabajando para que tú espalda esté recta y cómoda durante el tratamiento. Este será el lado en que tu mano dominante esté hacia la parte baja del cuerpo del cliente (si eres diestro, te posicionarás al lado derecho del cliente).

Para las primeas posiciones, estarás parado a la altura de la cabeza del cliente. Cuando trabajes desde el costado, mantén tu mano dominante frente a tu mano no dominante. Esto hará más fácil transitar de la posición de la ingle a la posición raíz. (Ver imágenes en el Apéndice A).

Recuerda "sumergir" tus manos en el campo energético y periódicamente escanea tu presencia y arraigamiento.

Frente del cuerpo- 11 posiciones

- Cubriendo los ojos (tercer ojo). 6to chakra, (usa ligera presión en esta posición)

- Sienes, 6to chakra

- Parte posterior de la cabeza, 6to chakra

- Garganta, 5to chakra, (usa una ligera presión en esta posición)

- Corazón, 4to chakra

- Plexo solar, 3er chakra

- Vientre (justo por encima del hueso púbico), 2do chakra

- Rodillas

- Talones (en la articulación)

- Suelas de los pies (en el punto del plexo solar, justo bajo la bola del talón)

Parte posterior del cuerpo- 4 posiciones

- Parte posterior del corazón, 4to chakra

- Parte posterior del plexo solar, 3er chakra

- Espalda baja (área lumbar), 2do chakra

- Raíz (mano sobre el sacro y coxis), 1er chakra

Luego da Reiki adicional a cualquier posicion a la que te ciertas atraído o que haya sido específicamente solicitada por el cliente (órgano, herida, cirugía, tensión muscular, dolor, etc.).

Barrido

Una vez completadas todas las posiciones, puedes realizar una limpieza final haciendo un barrido del aura con tus manos, de la cabeza a los pies, para enviar cualquier resto de energía estancada a la Madre Tierra o el Universo. Haz un barrido en cada lado del cuerpo y uno en el centro.

Cerrando el tratamiento

Cuando hayas terminado, coloca una mano en el chakra de la corona y otra en el chakra raíz, y separa tus manos del cliente mientras te alejas dos o tres pasos. Desconéctate energéticamente parándote con tus manos hacia el cliente, y sostén la intención de dar la responsabilidad curativa de vuelta al cliente. Hónrate por el trabajo que has hecho y da gracias.

Deja que el cliente se integre por unos minutos antes de invitarle a levantarse. Es una buena idea ofrecer agua en este momento.

### Tratamiento mental/emocional (dos posiciones)

Este tratamiento de dos posiciones puede ser notablemente efectivo. Puede ser usado cuando no hay tiempo disponible para un tratamiento completo o solamente como una manera alternativa de tratamiento. La primera posición se realiza con la mano dominante en la frente y la otra en la parte posterior de la cabeza. La segunda posición se realiza con ambas manos sosteniendo la cabeza como un tazón. Cada posición se hace por unos diez minutos.

Como con el tratamiento estándar, prepara tu campo energético arraigándote y respirando hacia tus chakras; luego activa cualquier símbolo que hayas aprendido antes de empezar.

Termina el tratamiento haciendo un barrido y desconéctate de la misma manera descrita antes para un tratamiento regular.

Lo que me gusta de este tratamiento es su simplicidad: solo hay dos posiciones que recordar y seguir. Esto te da mayor libertad para solamente estar presente. Quedarás sorprendido de cómo la energía fluye a donde necesita ir. Mis estudiantes de nivel dos suele quedar asombrados con el nivel de relajación y la intensidad de este modo de tratamiento. Es una gran confirmación de que el Reiki puede ser efectivo en cualquier posición.

### Tratamiento rápido

Otra manera simple y divertida de tratar es dar lo que llamo un "tratamiento rápido". Este consiste en reposar las manos primero en los hombros y luego en los siete chakras mayores por un periodo corto de tiempo (desde algunos segundos a un minuto cada uno). Este tratamiento es más fácil cuando el cliente está sentado en el borde de una silla, de modo que tienes acceso a la parte posterior y frontal del cuerpo. Este tratamiento funciona muy bien en la oficina o el hogar cuando alguien está estresado o tiene un dolor de cabeza.

De nuevo, tómate el tiempo para arraigarte y respirar hacia tus chakras.

Estas son las posiciones:

Primero, párate detrás del cliente y haz las dos primeras posiciones.

- Hombros (ambas manos)
- Corona, séptimo chakra (ambas manos)

Luego muévete a un lado usando una mano en la parte frontal y otra en la posterior del cuerpo. Haz lo siguiente:

- Tercer ojo, sexto chakra (una mano en la frente y otra en la nuca)
- Garganta, quinto chakra
- Corazón, cuarto chakra
- Plexo solar, tercer chakra
- Vientre (justo por encima del hueso púbico), segundo chakra
- Raíz, 1er chakra (una mano entre las rodillas irradiando energía hacia el chakra raíz y la otra en el sacro)

Termina el tratamiento simplemente alejándote y desconectándote energéticamente del cliente, honrando y dando gracias.

## Tratamiento en cualquier posición

El Reiki puede ser efectivo cuando es hecho en una sola posición; por ejemplo, mientras simplemente sostienes la mano de alguien y dejas que la energía fluya si están en recostados (p.ej. en la cama de un hospital) o al tratar una herida.

### Tratamientos a distancia

Como confirma la física cuántica, todo es energía y todos estamos interconectados. Podemos conectarnos con quien sea en cualquier lugar simplemente usando nuestra intención. En el nivel 2, se enseña un símbolo para conectarse a la distancia.

Al enviar Reiki desde una distancia, todo lo que necesitas es conocer a quién o a qué deseas enviar Reiki (persona, objeto, situación mundial, animal o Madre Tierra). Puedes usar una imagen para ayudarte a sentir más conexión, pero no es necesario.

Un tratamiento a distancia tradicional toma entre 10 y 15 minutos, pero puede ser más largo.

### Reiki a distancia para individuos

### Permiso

Debes tener el permiso de la persona u objeto antes de enviar Reiki para respetar el libre albedrío y no imponer la curación a nadie.

Es preferible tener autorización verbal y establecer las cosas de talmanera que el cliente esté disponible y en un estado mental tranquilo al recibir. Esto aumentará la posibilidad de que la persona esté alerta a cualquier revelación, sentimiento y otra sensación. Cuando esto no sea posible, por ejemplo, en la situación en que la persona no pueda estar disponible, no ha sido contactada, está en coma, por ejemplo, o ha muerto, entonces un tratamiento todavía puede ser enviado si se ha conseguido un permiso no verbal, como se describe más abajo.

Incluso si has recibido autorización verbal, es recomendado también pedir por un permiso no verbal (del alma, o lo que podría ser llamado telepáticamente).

Cómo pedir permiso

Cierra los ojos y di internamente: "Pido permiso a (nombre de la persona) para enviar un tratamiento Reiki a la distancia", o "¿Es apropiado que mande un tratamiento Reiki a (nombre de la persona) y tengo su permiso?". Mantén tus ojos cerrados y espera a que la respuesta llegue a ti. Podría llegar en la forma de un claro sí o no, o en la forma de un símbolo, como una puerta abriéndose, una luz o un buen sentimiento que interpretas como un sí. Del mismo modo, puede aparecer una puerta cerrándose, oscuridad o un sentimiento incómodo que interpretas como un no. Confía en lo que sientes y actúa correspondientemente.

Si no recibes ninguna señal, puedes pedir que el tratamiento sea recibido con voluntad libre y enviarlo de todos modos, con la intención de que la energía Reiki sea dirigida a otro lado si no es recibida. Recuerda que lo importante es respetar la libre voluntad del cliente y no ser víctima de tu ego, que podría querer "forzar" la curación o el cambio en alguien.

Si la respuesta es sí

Usa tus muslos o cualquier objeto, como un animal de peluche, para representar a la persona. El muslo u objeto es usado para concentrar tu atención y mantenerte presente. Si usas los muslos, el muslo derecho puede representar el frente del cuerpo y el izquierdo la parte posterior. Alternativamente, puedes visualizar a la persona miniaturizada en la palma de tu mano.

Prepárate de la misma manera en que lo harías para un tratamiento en persona y luego activa cualquier símbolo que hayas aprendido. Reposa tus manos en el "frente" del cuerpo por aproximadamente siete minutos y luego en la parte "posterior" del cuerpo por aproximadamente siete minutos. Reactiva los símbolos antes de hacer la parte "posterior".

De otro modo, puedes también realizar el Reiki en cada una de las posiciones corporales como si la persona estuviera echada ahí frente a ti. Esto, por supuesto, tomará más tiempo debido a que estarás haciendo todas las posiciones, pero podría permitirte una conexión más profunda con el cliente y podrías conseguir información más específica al dar el tratamiento.

Experimenta con ambos métodos y descubre cuál encuentras más cómodo.

### Fin del tratamiento

Una vez que has completado todas las posiciones, pon tus manos mirándose la una a la otra con una distancia de 30 a 40 centímetros. Acerca tus manos hasta que se toquen. Cuando lo hagan te desconectarás energéticamente. Si siente resistencia detente y comunícate telepáticamente con la persona. Podría estar sintiéndose insegura, así que tranquilízalo y continúa cerrando.

Cuando hayas terminado, hónrate y da gracias.

No olvides el intercambio.

<u>Reiki a distancia para situaciones, eventos del mundo, etc.</u>

Al enviar Reiki a situaciones, eventos del mundo, etc. no necesitas el permiso de cada individuo porque estás enviando el Reiki al colectivo. Puedes simplemente pedir permiso para enviar al colectivo. El Reiki actuará para el mayor bienestar de los miembros del colectivo. Generalmente esto significa que la situación evolucionará más harmoniosamente y con menor conflicto.

Por lo demás, el tratamiento se realiza de la misma manera descrita anteriormente para un individuo.

**Tratando niños**

Los niños son más receptivos a la energía y la absorben más fácilmente; ellos tienen menos resistencia y son más espontáneos e intuitivos. El tratamiento para un niño puede ser más corto pero igual de efectivo.

Debido a que el Reiki es energía de amor incondicional entregada mediante el tacto, refuerza mucho el vínculo entre el niño y sus padres. Añade efectividad a la reacción instintiva de un padre de poner una mano sobre una herida o zona dolorida. El efecto calmante del Reiki ayuda a que el niño duerma más rápido.

El niño probablemente te dejará saber cuando él o ella haya recibido suficiente energía en una posición o en todas. Las manos pueden cubrir múltiples posiciones al mismo tiempo, dependiendo del tamaño del niño.

Un niño no nacido puede ser tratado en el útero poniendo las manos en el estómago.

**Tratamientos grupales**

El tratamiento grupal es una maravillosa manera de compartir Reiki con otros practicantes o de dar un tratamiento "intenso" a una persona. Los tratamientos en la clínica del Doctor Hayashi eran frecuentemente dados por un grupo de practicantes.

Un tratamiento grupal involucra a muchos participantes dando un tratamiento mientras un "líder de la sesión" coordina las posiciones cambiantes. Los tratamientos grupales suelen ser hecho en encuentros de Compartir Reiki, donde cada participante toma su turno para ser tratado por otros. Es una experiencia maravillosa tener tantas manos calientes en el cuerpo.

Para comenzar un tratamiento grupal los participantes hacen un corto ejercicio para centrarse, como una meditación "OM", o respirar del modo en que se describe en una sección anterior, y alinean sus intenciones para actuar como un grupo armonioso en virtud del mayor bienestar del cliente. Una persona reposa en la mesa para recibir y los otros participantes toman sus lugares alrededor de la mesa. La persona a la cabeza coordina el comienzo del tratamiento y los cambios de posición, mientras hace un seguimiento del tiempo.

Por ejemplo, si tres personas tratan a una persona en la mesa, tomarían los siguientes lugares:

- Una persona a la cabeza para tratar los ojos, las sienes, la parte posterior de la cabeza y la garganta.

- Una segunda persona al costado para tratar el torax- el corazón, el plexo solar, el chakra sacro y raíz.

- Una tercera persona iría en la parte baja del cuerpo para tratar las rodillas, tobillos y pies.

Dependiendo de las necesidades del cliente, se pueden hacr también las posiciones posteriores.

El principio de intercambio es automáticamente respetado debido a que todos dan y reciben.

### Tratando animales

Los animales aman y responden extremadamente bien al Reiki. Como tienen un sistema de chakras similar al de los humanos, similares posiciones pueden ser usadas; esto es, los mayores centros de energía y articulaciones. Al igual que los niños, los animales también te dejarán saber cuándo han tenido suficiente y simplemente se retirarán.

Las manos pueden cubrir múltiples posiciones al mismo tiempo dependiendo del tamaño del animal. Para animales pequeños basta con sostenerlos en la palma de tus manos. Animales enjaulados pueden ser tratados sosteniendo las manos en cualquier parte de la jaula o acuario e irradiando Reiki hacia ellos.

Una vez me ofrecí a dar tratamiento Reiki al perro de un vecino que sufría de un disco herniado. Sufría de tanto dolor que no me dejaba ni acercarme para reposar mis manos en su espalda; por tanto, lo hice desde una posición sentada a unos pasos lejos de él. El efecto fue notable; progresivamente se calmó y se echó en el suelo. El tratamiento tuvo un impacto duradero.

Esta página web tiene hermosas ilustraciones de los chakras en animales (también ver el Apéndice A).

*<www.patinkas.co.uk/Chakra_System_of_Animals/chakra _system_of_animals.html>*

## Tratando plantas, jardines y espacios

Trata a las planta rodeándola con las manos alrededor suyo si son pequeñas, o solo irradia Reiki dirigiendo tus palmas hacia la planta. Trata un jardín o espacio irradiando Reiki con las palmas en dirección al jardín o espacio.

## Frecuencia de los tratamientos

¿Cuán seguido debería una persona recibir tratamiento? Esto depende de un número de factores, tales como la severidad de la condición, la disponibilidad del practicante y el cliente, los recursos, etc.

Idealmente, los tratamientos se realizan juntos al inicio y después con intervalos regulares; esto suele propiciar un efecto más pronunciado. Algunos libros sugieren comenzar con un tratamiento cada día por cuatro días consecutivos para abordar totalmente el proceso curativo y darle impulso.

Si estoy trabajando con alguien que tiene una condición seria, como cáncer, recomiendo que vengan por lo menos dos veces por semana, dependiendo de qué tan avanzado está el cáncer.

Como una guía general, sugiero que los clientes vengan de 4 a 6 tratamientos. Esto les dará tiempo de sentir los efectos y estabilizar el campo energético.

Después de una serie inicial de tratamientos concentrados, suele ser beneficioso recibir tratamientos a intervalos regulares para brindar apoyo constante y reducir la probabilidad de cualquier recurrencia. Los tratamientos pueden ser espaciados según las necesidades del cliente, teniendo en mente la intención de servir de la mejor forma para el cliente y no fomentar dependencia.

### Efectos del tratamiento

Los clientes usualmente se levantan de la mesa sintiéndose relajados, como si se despertaran de un sueño profundo. El tiempo casi habría desaparecido.

Ya que hay un contraste entre el estado del campo energético antes y después del primer tratamiento es común que el cliente sienta la necesidad de descansar por un día o dos después, a medida que el cuerpo libera las toxinas que retenía. Mientras los bloqueos y residuos de energía son liberados, las áreas entumecidas y tensas podrían volverse más sensibles por un tiempo. A esto se le llama una crisis curativa; es el resultado del cuerpo ajustándose y usualmente pasará en un par de días. Mientras tanto, descansar y beber mucha agua ayudará en deshacerse de las toxinas.

A medida que el campo energético se vuelve más balanceado y los chakras comienzan a abrirse, la experiencia de vida del cliente es afectada positivamente. Eso se debe a que los chakras son puertas a través de las cuales nos relacionamos con nuestro ambiente. Viejas creencias e imágenes cambiarán mientras el cliente reacciona de formas nuevas y más nutricias. En ocasiones el péndulo se desplaza más de la cuenta antes de volver a centrarse. Una de mis clientes estaba sorprendida de verse a sí misma dando una aguda reprimenda a alguien que la irritaba. Su hábito había sido no hacerse espacio ni expresar sus necesidades. Esto solo sucedió una vez o dos mientras se ajustaba a su nueva forma de ser.

### Siguiendo el progreso de la curación

Después de completar mi entrenamiento con Barbara Brennan, creé el *Chakra Charting Method* para hacer un seguimiento al progreso de la curación, tabulando las lecturas de chakra y expresándolas gráficamente. Este sistema innovador en el estado del arte será tema de otro libro, pero pueden dar un vistazo al método en un artículo de mi página web;

<https://rolandberard.com/en/monitoring-the-energy-field/>

El software puede ser comprado desde la página web. El método da simples y visuales respuestas y confirma cómo cambia el campo energético y se vuelve más armonioso a medida que avanzan los tratamientos sucesivos. Esta herramienta puede ser usada como un puente entre los practicantes de Reiki y otros profesionales de la salud.

## Protegiendo y aclarando tu aura

Una preocupación común para quienes son nuevos al Reiki es si ellos mismos serán afectados por lo que aflije al cliente, sea esto energías negativas, enfermedades o traumas.

Esto no es probable que suceda, a menos que tengas la dinámica personal de cargar con las cosas de otros, o tengas dificultades para decir no y establecer límites.

No eres responsable de la curación de tu cliente y no es reflejo tuyo si no se obtienen "resultados". Tu única responsabilidad es estar presente con una intención clara de ser un canal para el mayor bienestar del otro. El resto pertenece al cliente. Podrías añadir esta "cláusula" al momento de establecer tu intención mientras te preparas.

Recuerda que la energía fluye del campo más fuerte al más débil. Ser iniciado en el Reiki actúa como una protección en sí mismo ya que aumenta la vibración de tu campo energético. Además, si has preparado tu campo energético arraigándote y respirando hacia tus chakras, lo más probable es que tu campo energético esté en un mayor estado vibratorio y más armonioso que el de la persona que ha venido a ti por un tratamiento. Esto, y el hecho de que las

111

intenciones de ambos buscan que la energía fluya del practicante al cliente, actuarán para "protegerte" de cualquier transmisión negativa.

Algunos practicantes son capaces de sentir lo que el cliente está experimentando en su cuerpo o en sus emociones. Esta es una herramienta útil para percibir, pero una vez que la información ha sido recibida, está bien dejarla ir sin miedo a que el o la cliente vaya a "enviarla de vuelta". Confía en que el tratamiento se va a encargar de eso, o no, dependiendo del camino curativo del cliente.

Si una vez que el cliente se ha ido sientes que te has cargado con algo que el o la cliente han dejado, he aquí algunas cosas que puedes hacer:

- Revisa si lo que estás sintiendo es exactamente con lo que vino el cliente y establece la intención de dejarlo ir hacia la Tierra o el Universo;

- Haz un barrido de tu aura;

- Usa savia blanca o incienso para purificar tu campo;

- Cambia tus ropas o toma una ducha;

- Imagina una lluvia de Reiki violeta bajando por tu campo y limpiando toda energía indeseable hacia la tierra;

- Respíralo fuera;

- Toma un baño con sal y bicarbonato de sodio. La sal electrolizará el agua y se llevará cualquier carga, y el bicarbonato alcalizará el agua y ayudará también a clarificar. Barbara Brennan (2016) sugiere usar hasta una libra (450 gramos) de cada uno y aconseja usar agua tibia (no caliente). Ahora sabes por qué te sientes tan bien tras nadar en el océano.

Si la situación persiste entonces recomiendo que veas a un terapeuta para que te ayuda a examinar tu dinámica personal. A menudo he trabajado con estudiantes que se han dado cuenta cómo su dificultad para establecer límites claros los lleva a que carguen con los problemas de otras personas. Ha sido muy liberador para ellos transformar esta dinámica y aprender a dejar a los otros ser responsables por sus propias vidas.

## Espacios de curación y accesorios

### Espacios de curación

Si tienes el lujo de tener una habitación en la cual dar tratamientos, entonces puedes convertirla en un lugar sagrado de curación. Tanto tú como tus clientes se beneficiarán del ambiente resultante. Mejora este espacio con objetos sagrados, colores que inspiren e imágenes. Las paredes de mi oficina son de los colores de los chakras; los clientes inmediatamente sienten su efecto cuando entran al espacio. Si tu oficina es usada exclusivamente para dar tratamientos, la energía curativa se mantendrá clara y se acumulará con el tiempo.

No obstante, el Reiki puede realizarse en cualquier lugar, echado o sentado, dependiendo de las circunstancias. No dejes que el hecho de no tener un espacio te prive de hacer los tratamientos. Solo asegúrate de que eres tú mismo y que estás cómodo al dar el tratamiento.

Como practicante, podrías encontrar más cómodo tener una oficina como espacio. Es más fácil establecer límites sanos con clientes en el espacio profesional de una oficina. Yo solía recibir a mis clientes en casa, pero he dejado de hacerlo después de darme cuenta que tiende a debilitar los vínculos entre mis clientes y yo.

Periódicamente podrías necesitar limpiar el espacio. Esto puede hacerse con savia, cera de abeja o incienso, o quemando "Epson salts" (sulfato de magnesio) con una cucharadita de alcohol etílico puro (100 grados). Al limpiar un espacio, dedica algo de tiempo en las esquinas y debajo de los muebles, ya que la energía estancada tiende a acumularse en esos lugares.

**Equipo**

Mesa

Un mostrador de cocina, escritorio, mesa plegable o cama pueden ser usadas como mesa para el tratamiento. Sin embargo, podrían no ser muy cómodos y su altura podría no ser la adecuada. Si usas una mesa plegable de campo, asegúrate que las patas de la mesa estén aseguradas; algunas tienen mecanismos de bloqueo que automáticamente se ajustan al desplegar la mesa.

Hoy en día hay disponibles mesas de masaje portátiles, de buena calidad, ligeras y que no son caras. Asegúrate de revisar su peso si planeas movilizarte mucho.

Elige una mesa que sea suficientemente amplia para que los brazos del cliente no caigan por los costados. Me gusta usar una mesa con un ancho de 70 cm (28 pulgadas). Asegúrate de que la mesa sea sólida- aquellas con soportes de alambre tienen una buena capacidad para todo tipo de clientes. Revisa cuidadosamente las clavijas para ajustar la altura de modo que no se desajusten fácilmente o inadvertidamente colapse la mesa cuando tu cliente se suba. Yo prefiero aquellas con dos tornillos de ajuste o con un seguro que previene que las piernas colapsen si los tornillos alguna vez se sueltan. Hazte el hábito de revisar siempre la mesa antes de que el cliente se suba.

Tu cliente se sentirá más cómodo si cuentas con un apoyo para su cabeza y antebrazos.

## Cojines, soportes para las piernas, frazadas

Cosas pequeñas pueden hacer una gran diferencia para tus clientes. Aquí hay algunas sugerencias.

La comodidad mejora con un soporte bajo las rodillas mientras el o la cliente está echado de espaldas. Esto ayuda a reducir el estrés en la espalda baja. Un apoyo bajo los tobillos reduciría el estrés de estos cuando se está echado sobre el estómago. Almohadas pequeñas de distinto grosor ayudan a reducir el estrés en el cuello.

La temperatura del cuerpo suele bajar cuando una persona está echada por un tiempo, de modo que el cliente podría necesitar taparse mientras recibe tratamiento. Tengo mantas en todos los colores de los chakras; los clientes están encantados de poder seleccionar el color de acuerdo a su estado de ánimo. Sorpresivamente (¡o no!), a menudo eligen el color relacionado al chakra que necesita atención ese día.

Debido a que los clientes se mantienen vestidos durante los tratamientos, no es necesario cambiar la cubierta de la mesa de un cliente a otro; sin embargo algunos practicantes prefieren hacerlo como forma de limpiar la energía entre clientes. Algunos practicantes usan cubiertas desechables o lavables para las almohadas.

Una vez que el cliente está cómodamente instalado sobre la mesa, para mayor comodidad, sugiero estirar las piernas del pantalón para deshacer los pliegues de la ropa debajo de las rodillas.

Establecer un ambiente favorable

Lo que puedas hacer para ayudar al cliente a relajarse beneficiará al tratamiento. Iluminación suave (aléjate de las luces fluorescentes), colores, velas, incienso, y música pueden contribuir a crear una atmósfera que ayude a que el cliente esté más disponible para lo que surja durante el tratamiento. Las campanas o cuencos tibetanos (tingshas) pueden clarificar el ambiente y establecer buenas vibraciones.

El incienso limpiará el ambiente de la energía negativa y lo impregnará con una fragancia inspiradora y placentera. Si usas incienso, asegúrate que sea de buena calidad y no esté perfumado artificialmente; usa inciensos como los hechos en los ashrams de la India o Nepal. Mi favorito es el Nag Champa, que se consigue fácilmente en librerías, tiendas de comida saludable y algunas farmacias. Ten en cuenta que algunas personas pueden ser sensibles o alérgicas al incienso.

Usa el incienso con mesura, quizás por algunos minutos antes que llegue el cliente. Cuando comencé mi práctica, solía quemar incienso durante todo el tratamiento. El cuarto se llenaba de humo y el olor era abrumador. Rápidamente aprendí que solo se necesitaba un poco de incienso.

La música ayudará a la mayoría de clientes a relajarse, pero es una buena idea preguntar antes porque a veces pueden preferir el silencio. Usa música suave sin palabras o en otro idioma para minimizar las distracciones. La música de Mozart es considerada muy buena para la sanación. Mis selecciones de música están incluidas en una lista en mi página web para que puedan acceder a ellas los clientes y estudiantes. El Apéndice D incluye una lista de algunas piezas de música que uso durante mis sesiones.

## Resumen del Capítulo 4

Muchos factores deben ser considerados por el practicante al dar un tratamiento Reiki. Cuando un practicante recibe un cliente, él o ella automáticamente asume el rol de un terapeuta, con todas las responsabilidades que conlleva. Vale la pena que todos los practicantes sean conscientes de lo que pueda surgir, estén o no practicando profesionalmente.

La relación entre el practicante y el cliente es uno de los factores más importantes que afecta el resultado del tratamiento Reiki, mucho más que en cualquier técnica. La presencia del practicante tanto con ella o él mismo, como con el cliente, es crucial para la relación.

Cuanto un cliente viene por un tratamiento, otorga mucho poder al practicante. Siendo consciente de esto, el practicante puede acompañar al cliente en su camino de sanación empoderándolo continuamente a través de sesiones progresivas. El practicante debe saber que la curación viene del interior y que el cliente tiene todo lo que necesita para curarse. El trabajo entonces se vuelve una colaboración y el cliente se ve involucrado en el camino de curación, en lugar de ser "arreglado" por el practicante.

La preparación del practicante antes del tratamiento ayuda a sentar las bases de la sesión. Comienza por conectarse consigo mismo o consigo misma para ver qué es lo que está presente y poner de lado cualquier cosa que puede impedirle estar completamente presente en el momento. Luego el practicante alinea su intención para ser un canal claro y para estar completamente presente en aras del mayor bienestar del cliente.

El practicante debe olvidar los resultados y recordar que él o ella no controla el proceso de curación, sino que ofrece una plantilla de energía curativa que puede ser integrada por el cliente a su propio tiempo. El practicante simplemente debe permitir que la energía realice su trabajo y confiar en el proceso del cliente.

La preparación del practicante, su ambiente, tacto, equipo y accesorios pueden mejorar el tratamiento.

Después de un tratamiento, el practicante devuelve la responsabilidad de curarse al cliente y no se aferra a nada de lo que ha sido revelado o percibido. Si alguna vez siente la necesidad, el practicante tiene diversas formas de limpiar su campo energético después de un tratamiento.

# CAPÍTULO 5

# INTEGRANDO EL REIKI EN TU VIDA Y EN TU LUGAR DE TRABAJO

Este capítulo explora las diferentes maneras de integrar el Reiki en tu vida y en tu lugar de trabajo.

## Reiki en tu vida

### Práctica diaria

Después de darte a ti mismo Reiki durante los 21 días del periodo de integración, podrías agarrarle el gusto a un tratamiento diario y comenzar a usar el Reiki más y más en tu vida. Darte Reiki lo más seguido posible que puedas mantendrá tu campo energético balanceado e impactará en tu vida.

También podrías considerar realizar una práctica diaria de enviar Reiki a una o más situaciones mundiales, miembros de tu familia y amigos.

### Actividades en marcha

Si usas el Reiki seguido se convertirá en una segunda naturaleza, y podrías comenzar a enviar Reiki por adelantado para las actividades en que participas.

Cuando trabajaba como gerente de un proyecto de ingeniería, enviaba Reiki por adelantado a las reuniones en que había acordado participar o dirigir. Cuando asista o enseñe un curso, o vaya para tratamiento o terapia, envío Reiki por adelantado para apoyar a los Yo Superior de todos los involucrados. También envío Reiki por adelantado a reuniones con amigos o colegas, si es que estoy algo nervioso sobre cómo irá todo.

No pasa un día en que no esté enviando Reiki a algo o alguien. Mientras escribo este libro, aplico Reiki regularmente para poder estar inspirado y escribir sin dificultad.

## Con amigos y colegas

El compartir e intercambiar Reiki es una maravillosa forma de mantenerse en contacto con amigos y colegas. Un Compartir Reiki puede ser organizado por cualquier grupo de practicantes que quiera practicar y mantenerse motivado. A menudo es organizado por un Maestro Reiki que podría invitar a compartir de experiencias, guiar una meditación, responder preguntas u ofrecer orientación si se requiere.

Puedes intercambiar con otros practicantes usando Facebook u otros sitios de internet. Incluso puedes iniciar tu propio blog.

Unirse a una asociación es otra forma de mantenerte en contacto y ser apoyado en tu práctica.

## Reiki en tu trabajo

### El lugar de trabajo

Incluso si no llevas una práctica de Reiki, hay muchas maneras en que puedes integrar el Reiki en tu lugar de trabajo. Puedes dar Reiki a tus archivos y proyectos actuales, a las reuniones a las que debas asistir, y a tus equipos y grupos de trabajo. Puedes liberar tu oficina de energía estancada usando Reiki.

El mundo de los negocios suele ser percibido como conservador y de mentes estrechas cuando se trata de halar cualquier cosa espiritual o emocional. Sin embargo me he encontrado a mí mismo compartiendo mis experiencias e interés en el Reiki con algunos de mis colegas ingenieros. Para mi sorpresa, eran mucho más abiertos de mente y curiosos de lo que jamás hubiera imaginado. Muchos de mis actuales clientes de Reiki son ingenieros en actividad.

## Tu práctica actual

El Reiki puede ser integrado en tu práctica actual, ya seas un practicante holístico, un dentista, un estilista o hagas otro tipo de trabajo. Como masoterapeuta u otro tipo de profesional de la salud que utiliza las manos, integrar el Reiki en tu trabajo ayudará a que los clientes se relajen más y a disolver las tensiones musculares mientras trabajas.

Usar el Reiki puede calmar a clientes ansiosos o temerosos. Deja saber a tus clientes que has aprendido una nueva técnica y que te gustaría usarla para que se relajen y faciliten tu trabajo.

Probablemente notarás que tus manos se sienten más calientes cuando las pones en tus clientes y que tu estado de ánimo habrá cambiado como producto de las iniciaciones y de cualquier tratamiento que hayas recibido, incluso cuando no estás específicamente intentando usar o transmitir Reiki. Tus clientes sentirán la diferencia.

## Estableciendo una práctica Reiki

Eventualmente podrías decidir iniciar tu propia práctica Reiki profesional. Esta sección te da algunas directrices para ayudarte a consolidarla.

Los cursos de Reiki no se ocupan de éticas de trabajo y relaciones con el cliente; por tanto te recomiendo tomar un curso para tratar con los problemas comunes que surgen en la práctica de un terapeuta profesional. También sugiero que te afilies a alguna asociación Reiki.

121

Empezar una práctica puede ser intimidante. Confía en ti mismo- siempre estamos aprendiendo, creciendo e integrando nuevos conocimientos y habilidades a medida que ganamos experiencia. Habrá ocasiones en que el problema que traiga el cliente a la sesión sea uno que tu mismo acabas de superar y en el que podrás ser de ayuda.

A menudo bromeo diciendo que lo llamamos una "práctica" porque siempre estamos practicando y los clientes son llamados "pacientes" porque ellos esperan pacientemente a que nosotros nos volvamos competentes.

**Montando un negocio**

Una práctica profesional es un negocio y debe cumplir con los requerimientos del gobierno para reportar los ingresos y pagar impuestos cuando sea aplicable. La ventaja de llevarlo como un negocio es que puedes deducir los gastos en tu declaración de impuestos. Esto incluye materiales de oficina, espacio de oficina (renta, parte de tu hogar, o ambos), equipo de oficina (como computadoras, teléfono o internet), software, publicidad y gastos para el desarrollo del negocio, viajes, y cualquier curso y conferencia a los que asistas que califiquen como desarrollo profesional o estén relacionados a tu profesión.

Deberás hacer un seguimiento de todos los gastos y mantener en tus archivos toda la documentación de soporte. Deberás guardar esta documentación por el número de años que requiera la ley. Crear cuentas y tarjetas de crédito separadas para hacer un seguimiento de los ingresos del negocio y los gastos, facilitará mucho tu registro de cuentas.

**Seguros**

Si llevas una práctica profesional, podría ser importante que adquieras un seguro de responsabilidad profesional para los errores u omisiones, y uno de responsabilidad civil en caso alguien se lastime en tu oficina o para cubrir cualquier daño físico, robo o vandalismo. Si practicas en tu casa, tu compañía de seguros debe estar al tanto de esto para no invalidar tu póliza.

## Lugar de trabajo: en el hogar o en la oficina

Si atiendes profesionalmente a tus clientes, es mejor separar tu lugar de trabajo de tu vivienda. Algunas personas pueden arreglar su hogar de modo que el lugar de trabajo esté separado de lugar de vivienda; por ejemplo, convierten un garaje, sótano o cuarto cercano a la entrada en que haya un baño y área de espera accesible para los clientes. Estos no estarán en tu espacio personal o familiar.

Si esto no es posible, no es recomendable trabajar desde el hogar. Se vuelve difícil mantener límites sanos entre tú y tu cliente en un espacio íntimo. Las energías del hogar y del trabajo pueden no ser siempre compatibles. Podrías nunca sentirte realmente en casa en tu espacio por estar priorizando el arreglo y limpieza para tus clientes y no para tu propio confort.

El espacio de oficina ideal debe estar completamente separado de tu hogar, sea privado o compartido con otros practicantes. Puedes arreglar el espacio según tu gusto y no desarreglarlo al irte. Puedes armar un altar donde poner objetos sagrados. La energía, entonces, se acumulará mientras el espacio es usado y se verá infundido de energías curativas y la presencia de los seres espirituales y guías que entren y asistan.

Con una oficina separada de tu vivienda es más fácil dejar atrás tus preocupaciones y estar presente con tus clientes. Cuando dejes tu oficina, también será más fácil desconectarte de tus clientes y estar presente con las personas que comparten tu espacio de vivienda.

## ¿Cuánto vales?

¿Cuánto deberías cobrar por tus servicios? ¿Cuánto te valoras a ti mismo? Estos temas son un proceso en constante evolución.

Cuando eres nuevo en este tipo de práctica necesitas atraer nuevos clientes. Si cobras la tarifa corriente podrías tener miedo de que los clientes tengan muy altas expectativas o que terminen decepcionados por tu falta de experiencia. O quizás esperes mucho de ti mismo. Esta es una lucha para muchos practicantes nuevos.

Si te has dado el tiempo para registrarte en una asociación Reiki y cuentas con los requerimientos, habrás tenido muchas horas de práctica. La Asociación Canadiense de Reiki, de la cual soy miembro, requiere veinticuatro horas de práctica antes de registrar a miembros estudiantes como practicantes. Estos clientes para prácticas podrían volverse tus primero clientes y referirte a otras personas.

Te sugiero investigar los precios del tratamiento que piden otros practicantes Reiki ya establecidos y los de otras técnicas similares, tales como el masaje, y establece tu tarifa aun nivel cercano a estos montos.

Como una medida temporal, podrías ofrecer el primer tratamiento gratis o con un descuento para atraer clientes, establecer tu práctica y construir una clientela. Puedes incrementar gradualmente tu tarifa a medida que ganes confianza y experiencia.

Cuando yo comencé mi práctica, establecí mi precio significativamente más bajo que la tarifa corriente. Me tomó muchos años aumentar ese precio hasta lo que ahora siento representa el valor real de mis servicios. Ahora, preferiría tener menos clientes a un precio con el que me siento cómodo, a trabajar más por un menor precio.

Toma el riesgo de establecer un precio ligeramente mayor a lo que crees que vale tu trabajo desde el inicio, y ajústalo a medida que avanza el tiempo.

## Límites de tiempo

Si realizas todas las posiciones del protocolo estándar por los tres minutos recomendados para cada una, el tratamiento tomará unos 45 minutos. También necesitarás algo de tiempo al inicio para descubrir qué necesita el o la cliente, y al final del tratamiento para realizar una retroalimentación con el cliente, cobrar tus servicios y coordinar otra cita. Todo esto podría tomar fácilmente 75 minutos, dependiendo de tu forma personal de realizar las cosas. Para los nuevos clientes, es bueno permitirte un tiempo extra para recibirlos e introducirlos al Reiki; además, ten en cuenta que tus clientes podrían llegar tarde a su primera cita si tienen problemas para encontrar tu oficina o algún estacionamiento.

Una vez que has delimitado el tiempo para la sesión, manejarlo podría ser un desafío. Esta es una curva de aprendizaje y mejorarás tu capacidad para administrarla a medida que avanza el tiempo. Ayuda definir claramente el tiempo desde la primera sesión y ser firme, pero amable, al terminar la sesión.

Algunos clientes tienden a alargar la sesión de distintas formas que a veces pueden ser inconscientes. Esto puede verse cuando en los últimos minutos introducen temas nuevos o se ponen emocionales, haciendo preguntas una vez que has terminado o conversando al salir. Pueden ni siquiera ser conscientes de esta dinámica, y señalarla lo hará más consciente. Si esto les sucede contigo, probablemente les está sucediendo en otras áreas de su vida. Sería bueno para ellos trabajar el problema con un terapeuta.

Al mantener buenos límites de tiempo con tus clientes, estarás enseñándoles a hacerlo ellos mismos.

## Estableciendo tus días y horas de trabajo

Otro problema que enfrenté al iniciar mi práctica fue cómo administrar el tiempo entre lo que se necesita para ver a los clientes y todas las tareas administrativas que corresponden al tener un negocio. Esto incluye administrar, contabilizar, realizar educación continua, crear y organizar cursos y talleres, y hacer trabajo de redes de negocios y marketing. Tenía que hacer todo esto y a la vez tener tiempo para pasar en familia y para mi cuidado propio.

Tenía una oficina disponible siete días a la semana y estaba disponible cuando un cliente me necesitaba. Sentía temor de decir "no" a los clientes por la posibilidad de perderlos si no estaba disponible. A menudo trabajaba en las tardes y fines de semana, y se volvió muy difícil planear estructuradamente algún tiempo para todos esos otros importantes aspectos de mi vida personal y profesional. No tenía jefe, pero tampoco mucho tiempo libre.

Fue un gran alivio por fin encontrar el coraje para trabajar un número de horas limitado por día y solo por ciertos días durante la semana. Un buen balance para mí fue atender clientes solo tres días por semana y mantener los otros días para la administración y cuidado propio, considerando que a menudo enseñaba los fines de semana. Descubrí que los clientes aceptaban fácilmente las vacantes de tiempo que les ofrecía. Fui, entonces, capaz de disminuir los costos de renta de la oficina al alquilar el espacio a otros practicantes. Era una situación en la que salía ganando desde todo punto de vista.

Reservo un cierto número de fines de semana durante el año para mis múltiples talleres y cursos, y los planifico muy por adelantado para poder promocionarlos en mi página web. De este modo, puedo planificar actividades familiares y de ocio con tiempo, lo que fue mucho más equitativo para todos.

A medida que experimentas con tus propias necesidades, encontrarás qué es lo que funciona para ti.

## ¿Amigos y familiares como clientes?

Una pregunta común es si deberías trabajar con familiares y amigos como clientes. Trabajar con familiares y amigos puede ser beneficioso, pero podría no ser fácil debido a todas las dinámicas subyacentes y quizás inconscientes que tengan. Cuando trabajas con ellos asumes un rol de terapeuta y tu relación podría comenzar a cambiar. Podrías descubrir que necesitas tomar cierta distancia para permanecer siendo objetivo.

Está bien intercambiar con familiares y amigos de vez en cuando, siempre que esté claro que no es una relación de terapia, sino un ocasional intercambio de servicios.

En algún punto, podrías tener que decidir si quieres a esa persona como un amigo o como cliente.

## Archivos y formularios de clientes

En la medida en que estableces tu práctica, vas a necesitar organizar tus archivos y varios formularios. En la asociación Reiki a la que perteneces puedes encontrar formularios adecuados así como en Internet.

## Ficha del cliente

Es útil tomar notas sobre lo que surgió durante la sesión para poder hacer un seguimiento de lo que ha funcionado y así continuarlo la siguiente sesión de ser necesario. También toma nota de cualquier cambio que te comenten sobre su condición médica o medicamentos.

Puedes revisar estos apuntes antes de tu reunión con el cliente, si el cliente trae algo de la sesión anterior. Sin

127

embargo, es importante simplemente estar presente con lo que sea que el cliente traiga, y no sesgar la sesión con tus pensamientos y preguntas. De vez en cuando podrías querer revisar todas tus notas y evaluar el progreso desde el inicio del trabajo juntos. Los clientes suelen quedar sorprendidos de cuánto han cambiado, pero no lo han notado hasta que tú se los muestras.

### Formulario de admisión al cliente

Un formulario de admisión te ahorrará tiempo la primera sesión y te dará una oportunidad para conocer al cliente por adelantado. Llenar estos formularios ayuda al cliente a reflexionar sobre por qué viene a buscarte, mientras evalúan su historial de salud emocional y física. Esto, en realidad, inicia el proceso curativo. Cuando el cliente llega, ya está en el proceso y se beneficiará más del tratamiento. Si están de acuerdo, le pido a mis clientes llenar un formulario extensivo directamente en mi página web, que es enviado automáticamente a un sitio seguro del cual puedo descargarlo. Si no desean poner información personal en internet, pueden imprimir el formulario, llenarlo manualmente, y entregármelo ellos mismos.

### Formulario de consentimiento

Es recomendable que los clientes firmen un formulario de consentimiento que tú puedas guardar en tus archivos. Los padres deberían firmar el formulario de consentimiento de los menores de edad. Una búsqueda en internet de ofrecerá muchos ejemplos de formulario a elegir.

### **Supervisión**

Generalmente, el Universo te enviará clientes con quienes no tendrás dificultad para trabajar, pero también te mantendrá en el límite de tu crecimiento. Así como ellos se beneficiarán de tu presencia y cuidado, tú aprenderás mucho de ellos. En la medida en que desarrollas tu práctica y habilidad para estar con los clientes, habrá ocasiones en que serás retado y provocado por ellos.

Nosotros prácticamente estamos siempre reaccionando al presente desde nuestra experiencia pasada. Cuando el cliente transfiere un contenido al practicante se le llama "transferencia"; y cuando el cliente lo transfiere hacia el cliente se le llama "contratransferencia".

Es importante ser consciente de esto porque si no lo eres podría venir un cliente que te recuerde a tu madre o padre, y reaccionarás al cliente como si él o ella lo fuera. Esto no será lo mejor para tu cliente. Sin embargo, si eres consciente de esta contra-transferencia, puedes usar al Testigo para responder, en lugar de reaccionar. A veces la contra-transferencia es útil para el cliente cuando es identificada y nombrada; si surge entre el practicante y el cliente, probablemente también surge en la vida diaria, y al nombrarla se aprende a reconocerla y ello permite elegir otra alternativa.

Un practicante de Reiki no es un psicoterapeuta, pero si es consciente de estos problemas habrá un impacto positivo sonre sus relaciones con los clientes.

Tener contactos con quienes puedes explorar los problemas que surgen entre tú y tus clientes será muy beneficioso para tu crecimiento. Esto es llamado supervisión, y se realiza con una persona familiarizada con tu práctica y los problemas que podrían surgir. La persona que te supervisa te puede ayudar con estos problemas, de modo que puedes crecer en un estado de conciencia continua y servir mejor a tus clientes. Además de ayudarte con tus clientes, te ayudará con tu propia vida y tus propias relaciones. La supervisión puede tomar diferentes formas y a menudo se limita a lo que surja entre tú y tus clientes; no es una terapia personal. Sin embargo, cualquier cosa que surja con tus clientes tiene que ver con tus propias dinámicas, por tanto, inevitablemente, estarás identificando cosas que posteriormente puedes trabajar con tu terapeuta.

También puedes tener una supervisión grupal, en la que los practicantes comparten experiencias y retos. De este modo se pueden ayudar mutuamente a tener claridad en sus problemas.

Tener un supervisor y un terapeuta ayudará a tu crecimiento y tu práctica. Todos tenemos puntos ciegos que nos impiden ver nuestras dinámicas personales, por ello es difícil, si no imposible, trabajarlas sin asistencia.

**Coaching y mentoría**

Tener un mentor puede ayudarte a crecer como practicante. La mentoría puede tomar distintas formas, tales como sesiones periódicas de evaluación o guía directo mientras tratas a un cliente. Tu mentor puede ser tu Maestro Reiki o alguna otra persona por quien tengas mucho respeto en relación a cómo enseñan o trabajan con sus clientes.

Un coach personal te ayudará a definir tus objetivos y metas a corto y largo plazo y también te ayudará a definir los pasos que debes seguir para conseguirlos. Los coach tienen ejercicios muy eficaces para ayudarte a encontrar tu pasión y tu misión. Por lo general te ofrecerán una sesión complementaria para que puedas conocerlos y decidir si la química entre ambos y su aproximación es adecuada.

Molly (una colega y amiga) y yo nos beneficiamos significativamente de nuestras respectivas habilidades cuando hicimos un intercambio regular de sesiones de coaching y de tratamiento por un año.

## Licencia para el ejercicio y para tocar

Algunas jurisdicciones requieren una licencia para practicar Reiki y/o poder usar tus manos en otra persona. Algunas solo requieren que el practicante se registre con las autoridades locales y otras no tienen ningún tipo de restricción.

Revisa tu jurisdicción local y tu asociación Reiki para obtener ayuda en lo que se refiere a establecer qué es lo necesario, a fin de que puedas practicar el Reiki de manera legal.

## Internet y redes sociales

### Página web

Una de las primeras cosas que hice cuando decidí iniciar una práctica fue abrir una página web. Esta fue una inversión que valió la pena, ya que me dio la oportunidad de ser claro con mi práctica y a ser visible para los buscadores de Internet desde el inicio de mi práctica. Con el pasar de los años, a medida que añadí más y más contenido y aproximaciones, buscadores populares como Google y Yahoo me posicionaban cerca de o incluso en lo más alto de las búsquedas realizadas por potenciales clientes.

Actualmente consigo entre el 60% y el 65% de mis clientes, y la mayoría de mis estudiantes, a través de mi página web.

Probablemente querrás establecer tu propia página web para aumentar tu visibilidad y hacer que los clientes sepan qué habilidades tienes para ofrecer. A medida que desarrollas tu web, necesitarás identificar qué quieres que los otros sepan de ti, y ser claro con ello. Esto es en sí mismo un valioso proceso y ejercicio, y te ayudará a definir lo único de tu identidad como practicante.

Puedes encontrar sitios en internet que te ayudan a construir páginas web. Algunas de ellas son gratis y otras son baratas y muy buenas. Eventualmente es posible que quieras contratar a alguien que lo haga profesionalmente. Hay muchas cosas a tomar en cuenta para asegurar que tu página web sea adecuada para los buscadores. Elige un diseñador web que sea experto y pueda ayudarte en esto.

## Blogs

Los blogs son una manera efectiva de compartir tus perspectivas e invitar a los lectores para que interactúen. Es fácil crear un blog en internet al que puedes redirigir a los interesados en tu página web.

## Redes sociales

Las redes sociales, como Facebook, Twitter y otras, se están volviendo una forma muy popular y efectiva de promover una práctica profesional.

## Algunos consejos de mercadeo

No soy un experto en marketing, pero aquí comentaré otras cosas que he hecho o hago actualmente para promocionarme, aparte de crear mi página web.

## Trabajo de redes (*networking*)

Durante muchos años fui miembro del BNI (Businnes Network International www.bni.com). Este es un club de referencias por redes (networking) que se reúne semanalmente. Está extremadamente bien estructurado y es eficiente. Te enseña sobre el trabajo en redes y sobre cómo promocionarte. Además te da la oportunidad de conocer a mucha gente que de otro modo no conocerías. Los costos incluyen la cuota de membrecía, además de lo que se gasta en el desayuno semanal. A veces se requiere tiempo fuera de las reuniones semanales para llegar a conocer a los otros miembros e invitar gente a las reuniones semanales. El objetivo es referirse mutuamente clientes apoyándose entre todos para ofrecer los servicios del otro cuando es beneficioso para el cliente. He conocido gente realmente genial ahí y todavía realizo negocios con ellos, años después de haber dejado el club- mi diseñador web, mi asesor financiero, mi vendedor de carros independiente, mis agentes de bienes raíces, mi quiropráctico, mi terapeuta masajista, y otros colegas son gente que conocí a través del BNI.

Es una gran oportunidad para introducir el Reiki a gente que de otro modo no se hubiera enterado de su existencia. Por poner un ejemplo, uno de los miembros estaba comprando en una tienda de comida sana y vio un aviso en que se informaba que los dueños de la tienda estaban buscando un Maestro Reiki. Seguí su referencia y descubrí que organizaban mesas redondas de presentación semanales de modo gratuito para atraer nuevos clientes. Eventualmente realicé una charla ahí sobre el Reiki y asistieron ocho personas, de las cuales tres se volvieron estudiantes Reiki.

El trabajo en redes o *networking* es divertido y es una de las formas más eficaces de construir una clientela y obtener recursos.

Seminarios y charlas

Dar charlas o conferencias gratuitas o introducciones cortas sobre el Reiki en cualquier oportunidad que tengas en escuelas de sanación, centros comunitarios y otras organizaciones te dará a conocer y se correrá la palabra. En los últimos años, he tenido el honor de presentar el Reiki a estudiantes de medicina de cuarto año en la Universidad McGill en Montreal, Canadá.

### Folletos y tarjetas personales

Es necesario para tu práctica que tengas estas ayudas. Te ayudarán a definir tu práctica y los servicios que ofreces.

Yo distribuyo mis folletos y tarjetas de negocio en muchas tiendas locales. Una vez que me hago conocido ahí, solo envío un correo con los folletos y una nota que dice "Gracias por promocionarme". Esto ahorra mucho tiempo y gasto. Los visito ocasionalmente para revisar si han puesto lo que les he enviado y para cuidar la relación con ellos.

### Publicidad pagada

Tengo mis tarjetas de negocio y panfletos en algunos pocos puntos de venta en que pago un pequeño monto (100 dólares al año) para que me promocionen en un espacio individual. Este tipo de áreas de exposición son administradas, exclusivas para los clientes, limpias, bien organizadas y por tanto muy efectivas. Algunas de las tiendas me llaman cuando se les ha acabado el material para que pueda enviarles más.

Ocasionalmente me promociono en directorios de la comunidad que se distribuyen hasta a 40,000 hogares en el vecindario en que está mi oficina. Aunque la mayoría de gente probablemente solo ve esto cuando les llega y luego lo dejan de lado, la verdad es que en estos directorios conseguí un cliente de largo plazo con una inversión de 150 dólares, por lo que fue una inversión que valió la pena.

Realizo publicidad en revistas de salud con una amplia circulación y posteriormente monitoreo los resultados. Me promocioné consistentemente en una revista por muchos años hasta que quebró el negocio hace algunos años. Hasta el día de hoy conozco gente que me recuerda por esa revista; algunos guardaron el aviso y eventualmente, años después, me contactaron.

En la publicidad dos factores son claves para el éxito: la repetición y la consistencia.

Boletines de noticias

Me contacto con organizaciones profesionales para distribuir cualquier información pertinente a sus miembros en sus correos o boletines si lo permiten. A veces esto es gratis, de lo contrario tiene un costo mínimo.

Publicidad web

Estoy en las listas de numerosos sitios web, algunos pagados, algunos no.

Algunos de los sitios web pagados que uso son:

- <Byregion.net >

- <Alternativesante.com>

Ocasionalmente realizo búsquedas de organizaciones Reiki y páginas web. Algunas de ellas ofrecen enlistarte de modo gratuito en sus directorios. Esto es especialmente eficiente para las que aparecen primeras en los buscadores web.

Algunos de los sitios web gratuitos que utilizo incluyen:

- <www.BodyMindSpiritDirectory.org>

- <www.thereikipage.com>

Un fenómeno interesante es que me publicitan gratuitamente en páginas web que no he visitado nunca, y lo hacen las personas u organizaciones que han visitado mi página web y les ha gustado lo que han visto. Ocasionalmente hago una búsqueda en Internet sobre mí mismo solo para ver cuántas páginas aparecen en las que se me hace referencia. Usualmente me sorprenden los resultados.

## Asociaciones Reiki

Soy miembro y profesor registrado de la Canadian Reiki Association, lo que me cuesta alrededor de 100 dólares al año pero me da visibilidad y credibilidad. Su directorio web incluye una breve biografía y un link a mi página web.

## Tu propio boletín de noticias y lista de correo

Puedes crear un boletín periódico de tus actividades y otra información pertinente para los miembros que se suscriban a tu lista de correo. Esto puede mantenerte visible y es una forma eficiente de mantenerte en contacto con clientes y promover tu práctica y cualquier taller que armes. Puedes preguntar a los clientes, mientras llenan el formulario de admisión, si desean estar incluidos en tu lista de correos.

Eventualmente tuve que encontrar una mejor manera de administrar mi lista de correos. Un amigo me mostró MailChimp, un fabuloso servicio para crear boletines profesionales y manejar automáticamente las listas de correo, a las que los clientes se pueden suscribir o cancelar su suscripción sin interferencia mía. Este servicio es actualmente gratis por un máximo de 2,000 miembros al día y 12,000 correos por mes. MailChimp es una de los muchos servicios disponibles en la web. TargetHero es otro completamente gratis.

## Regalar información útil

Hace unos años recibí un correo sobre hacer "Cheques de Abundancia" mensualmente como una forma de dejar saber al Universo que estaba listo para recibir. Me encantó la idea y decidí ponerla en mi página web para que esté disponible para todos. Envío un recordatorio mensual en mi lista de correos. Esto es muy popular y la gente lo circula entre amigos y conocidos. Mucha gente nueva se suscribe a los recordatorios, y algunos incluso a mis correos generales sobre mis actividades y talleres. En el peor de los casos, mi página web recibe muchas visitas de amigos de clientes. Puedes revisarla tú mismo y suscribirte a los recordatorios semanales.

## Incentivos por referencias

Dudé por mucho tiempo antes de hacer esto porque tenía miedo de que mis clientes me remitieran a otros por las razones equivocadas. Recientemente, he decidido dar una rebaja considerable cada vez que un cliente me refiere a otro.

Mi experiencia ha sido que los clientes realmente aprecian esto. Muchas veces mi correo de "dar gracias" es sincrónico porque ellos ya habían estado pensando en regresar; el correo de agradecimiento te da el incentivo para agendar una sesión.

## Descuentos por paquete

Al mismo tiempo que comencé a usar incentivos por referencias, empecé a ofrecer sustanciales descuentos a los clientes que pagaran por adelantado cuatro o seis sesiones. Esto tiene la ventaja de que el cliente se compromete a seguir tratamientos continuos, lleno mi agenda por adelantado y, lo más importante, le da al cliente una verdadera oportunidad de experimentar los beneficios del tratamiento por un periodo de tiempo más largo, en lugar de venir por tan solo un tratamiento. A menudo continuarán viniendo periódicamente después de estos tratamientos iniciales.

## Ferias y exposiciones

Puedes armar un puesto en una feria y en exposiciones de salud donde puedes presentarte y conocer otros profesionales del Reiki o que tengan otras perspectivas. Estas usualmente suelen tener un buen público y valen el tiempo y esfuerzo. Si el precio es un problema, puedes compartir el puesto con otra persona o participar en uno promovido por tu asociación.

Tu turno

Estoy seguro de que puedes idearte muchas otras formas de promocionarte. Tomar un curso de marketing en tu comunidad valdrá el tiempo y los recursos que inviertas.

## Reiki en tu ambiente

### En tu comunidad

A medida que el Reiki se hace más popular, es presentado en centros comunitarios, centros de recursos, residencias de adultos mayores y otros lugares. Estos centros necesitan voluntarios para dar tratamiento. Si no hay alguno en tu comunidad, podrías pensar en armar algo. Tu asociación Reiki podría ayudarte con esto.

### Con otros profesionales de la salud

A medida que expandes tus redes y llegas a conocer a otros profesionales de la salud, sin duda sentirán curiosidad por lo que tú haces. Algunos incluso podrían estar interesados en intercambiar servicios para poder recomendarte si es necesario.

### En colegios y universidades

En algunos centros educativos se ha comenzado a incluir el Reiki en los currículos para los alumnos interesados.

### Reiki en hospitales

Muchos hospitales están introduciendo el Reiki como un servicio pagado o gratuito a medida que se vuelven conscientes de los múltiples beneficios para el paciente antes, durante y después de las intervenciones médicas.

El doctor Mehmet Oz a menudo invita a un Maestro Reiki a la sala de operaciones al realizar cirugía. El practicante Reiki está haciendo un tratamiento al mismo tiempo que el cirujano está operando para ayudar al cliente durante el proceso. Mira este video de YouTube sobre el punto de vista del Dr. Oz sobre la medicina energética y el uso de Maestros Reiki para los pacientes cardiacos:

<www.youtube.com/watch?v=HJ5eajLCzu0&feature=pla yer_embedded.>

Julie Motz registró algunos de los resultados de sus estudios en *Hands of Life* (Motz, 1998).

William Lee Rand, del *International Center for Reiki Training*, ha hecho mucho para promover y documentar el Reiki en hospitales, así como coordinar la investigación sobre los beneficios del Reiki.

## Resumen del capítulo 5

Algunas de las personas iniciadas en el Reiki llegarán a practicarlo profesionalmente. Otras limitarán su práctica a sí mismos, a su familia y a sus amigos. Todos ellos integrarán el Reiki a sus vidas diarias y su lugar de trabajo desde su creatividad y pasión.

Para aquellos que decidan practicar Reiki profesionalmente, es muy recomendable llevar un curso de ética. Cada nuevo practicante de Reiki tendrá que decidir si trabajar en su hogar o en una oficina. La práctica entonces se vuelve un negocio que debe ser administrado, sea pequeño o grande. Además de todas las tareas administrativas que vienen con una práctica y un negocio, hacer marketing será necesario para construir y mantener una clientela. El manejo del tiempo y los límites siguen una línea de aprendizaje, y hay muchas herramientas disponibles para apoyar al practicante en su empeño.

Supervisión, *coaching* y mentoría se vuelven importantes como apoyo el crecimiento del practicante para servir mejor al cliente.

Además de una práctica personal y profesional del Reiki, el practicante puede contribuir a expandir el Reiki en su comunidad y en hospitales a medida que la medicina convencional se vuelve más familiar con este gentil y beneficioso método.

# CAPÍTULO 6

# LA TRANSFORMACIÓN A TRAVES DEL REIKI

En este capítulo me gustaría expandirme en el crecimiento y transformación personal que Reiki ofrece, y para lo cual es un catalizador.

## El trayecto de sanación

Casi siempre describo este trayecto como algo generalmente inclinado ascendiendo con picos y valles que llevan poco a poco a un terreno más alto y más estable. Mientras avanzamos en este camino, descubrimos nuestras tempranas heridas, las imágenes resultantes y creencias que hemos creado que organizan nuestras experiencias del momento y muchas veces previenen que recibamos alimento espiritual o emocional, aún si está disponible.

Quizás también descubramos las mascaras con las que nos escondemos con el fin de proteger nuestra vulnerabilidad cuando la realidad se vuelve aterradora. Quizás alumbremos nuestras sombras, esa parte de nosotros que no nos gusta y la mantenemos lejos de la luz para no tener que verla. Quizás tengamos que ver cara a cara esa imagen idealizada de nosotros mismos que tratamos de tener pero que es imposible de alcanzar. Incluso quizás tengamos que conocer las dinámicas que utilizábamos para defendernos y protegernos.

Es increíble cuanta energía gastamos intentando sostener todas estas maneras de sobrevivir. Esta es energía que retenemos de la vida que no nos deja vivir y disfrutar plenamente.

Mientras desarrollamos el Yo Testigo u Observador, y aceptamos que somos responsables de nuestra experiencia, empezamos a transformarnos y a crecer en el amor a uno mismo y el amor hacia los demás. Sin advertirlo, las dinámicas e imágenes vuelven a surgir; y ocasionalmente podemos regresar a un estado anterior del yo. Se siente cómo si diéramos un paso adelante y dos hacia atrás.

La buena noticia es que mientras que nos arriesgamos intentando nuevas posibilidades, tenemos experiencias positivas que nos fortalecen. Estas se convierten en puntos de referencia a los cuales podemos volver en momentos difíciles. Aunque puede volverse muy intenso, pasamos menos tiempo en estas dinámicas y estados del yo del pasado.

Reiki abrirá tu campo energético y actuará como un catalizador para que se abran nuevas puertas que quizás antes no hubieses visto. Las sincronicidades empezarán, lo cual te llevará a nuevas experiencias y personas en tu camino que te ofrecerán posibilidades para un nuevo aprendizaje y crecimiento. Esto es simplemente el Universo respondiendo al plan de tu alma que te hizo tomar el curso.

**Espiritualidad en el camino**

El mundo espiritual muchas veces asusta a la gente occidental por las experiencias negativas que muchos han tenido con las religiones o porque no lo entienden. Una persona puede ser religiosa sin ser espiritual y ser espiritual sin ser religiosa; una cosa no sigue necesariamente a la otra.

¿Entonces qué significa ser espiritual?

La palabra espiritual contiene la palabra espíritu. Ser espiritual significa simplemente estar en contacto con el espíritu. Nuestra cultura occidental hace un ídolo del cuerpo, el consumo material, y el hacer cosas y frecuentemente juzga o minimiza el ser, la introspección y todo lo que tenga que ver con las emociones y el espíritu. Todos tenemos un espíritu, un alma, aun si no creemos en la vida después de la muerte. Sin la presencia de la fuerza y energía vital, el cuerpo muere.

Mientras más estas en contacto con tu espíritu, más consciente devienes acerca de quién eres reamente y más capaz devienes para darle un sentido más profundo a tu vida. Mi hijo Benoit, a los dieciséis años, nos dijo que quería caminar como cincuenta kilómetros a una montaña local que es un vórtice de energía y contiene una alta vibración. Como padres, estábamos un poco (muy?) preocupados con el de que se aventure solo a esa edad, pero decidimos apoyar su iniciativa y dejarlo ir en esta aventura. Cuando volvió sano y salvo tres días después, se sentó y escribió veintiún páginas acerca de su experiencia. Esta frase se quedó conmigo y aún resuena:

*"El significado de la vida es darle significado a tu vida."*

Reiki estimulará un contacto más a fondo contigo mismo, con la tarea de tu vida y tu espiritualidad. En la medida en que vayas entrando más en contacto contigo mismo, empezarás a sentirte más en contacto y conectado con todo lo que te rodea, el Universo, y el Gran Todo.

## El crecimiento en el practicante de Reiki

En tanto practicante de Reiki, recorrerás este camino a tu propio ritmo, mientras la energía Reiki que canalizas para ti mismo y para los demás empieza a despejar tu campo energético.

Tanto se ha manifestado para mí desde que tomé mi primer curso Reiki en 1994. Mi practica Reiki ha evolucionado como una integración de distintos acercamientos que aplico, dependiendo de la necesidad del cliente en el momento. ¡Quien habría imaginado adónde ese pequeño curso de fin de semana me llevaría!

Este es la experiencia de la Maestra Reiki Dimitra:

*Reiki beneficia mi cuerpo, mente, alma y entorno.*

*Reiki me transforma siempre. Después de cada sesión, mi mundo exterior se mantiene igual pero mi visión se vuelve diferente. Soy feliz y en un estado de gozo simplemente porque lo estoy.*

*Reiki me enseña a dejar ir los apegos, expectativas y respuestas.*

*Reiki me permite la experiencia de la perfección de la Unicidad en el Universo.*

*Reiki inspira, paz, amor, alegría, pasión, seguridad interior, y la fe en que todo es perfecto tal y como es.*

*Reiki sana de tal modo que mi Verdadero Yo puede revelarse.*

*Roland, muchas gracias por tu guía, amabilidad y generosidad que me dio el coraje para llevar mi práctica a otro nivel.*

*Por siempre agradecida,*

*Dimitra Panaritis, Montreal*

## Desarrollando nuestro Testigo

La habilidad más importante e indispensable que puedes desarrollar para ayudarte y darte apoyo durante tu trayectoria es el Testigo, esa parte tuya que puede observar, sin juzgar, con compasión y curiosidad, lo que haces, cómo lo haces y qué emociones están presentes. Mientras más desarrolles el Testigo, más consciente serás de tu Yo y tus dinámicas. El primer paso de sanación es ser consciente y sacar a la luz lo que antes estaba en las sombras. Una vez en la luz, esa parte tuya no puede volver a las sombras. Recomiendo muchísimo el libro *"Los buscadores de Luz"* (Ford 2001). En ese libro, Debbie Ford ayuda a los lectores a que sean conscientes de cómo las cosas de los demás que les provocan reacciones, son realmente cosas que no les gustan de sí mismos.

Mientras trabajas con el Testigo y lo perfeccionas, empezarás gradualmente a responder a situaciones y personas en vez de reaccionar automáticamente. Cuando recién empiezas a desarrollar esta habilidad, quizás la utilizarás después de lo ocurrido, y tal vez más tarde en el día o al día siguiente. En la medida en que te vuelves más diestro, comenzarás a usarlo en el mismo momento y te "miraras y vigilaras" mientras reaccionas del la misma manera una y otra vez. Eventualmente, escogerás apretar el botón de pausa y te tomaras el tiempo para responder en lugar de reaccionar. Así las cosas comenzarán a cambiar, porque estarás tomando decisiones conscientes alineadas con tu verdadera naturaleza y comenzarás a asumir responsabilidad por lo que pasa y lo que creas en tu vida. Desarrollar responsabilidad hacia ti mismo no significa empezar a culparte ni sentir culpa por lo que pasa. Significa que ahora actúas desde tu decisión y recuperando tu poder en vez de ser una víctima de las circunstancias y de las personas con las que interactúas. Esto es muy liberador.

### Soporte continuo para tu propia mejoría

En la medida en que avanzas en tu camino, encontrarás recursos en la forma de profesores y colegas que te asistirán. Una terapia efectiva ayuda mucho para avanzar en tu proceso. Es difícil, si no imposible, seguir este camino solo, no importa cuán hábil seas para aprender cosas por tu cuenta. Todos tenemos puntos ciegos, y por definición, no podemos ser conscientes de algo de lo que somos inconscientes.

Después de mi primer curso Reiki, me di cuenta que necesitaba hacer algo acerca de la manera como me conducía con mis hijos. Tuve una infancia muy difícil, porque tuve un padre que me amaba mucho, pero con quien experimenté muchos abusos verbales y rabia. Yo me comportaba de la misma manera con mis propios hijos. Encontré a alguien que me ayudó a mirar mi historia. La relación con mis hijos y mi esposa empezó a cambiar para bien, en la medida en que empecé a hacerme responsable y renuncié a ser la víctima. Hoy, es completamente diferente la manera como respondo (la mayor parte del tiempo), en lugar reaccionar a mi experiencia.

Fue obligatorio acudir a una terapia de soporte durante los 6 años en los que asistí a la escuela de Barbara Brennan de Sanación; y para mi entrenamiento actual en Core Energetics es también obligatorio. La terapia me aporta un apoyo continuo para cualquier eventualidad que me toque abordar en mi propio proceso durante los intensos entrenamientos y el consiguiente efecto en mi vida y relaciones mientras integro el trabajo. Encuentro este tipo de soporte invalorable para cualquiera que esté acompañando clientes en el camino de la curación. Continúo viendo a mi terapeuta aun cuando no es necesario durante el entrenamiento. No podemos llevar a nadie ahí donde nosotros mismos no hayamos estado antes. Mientras más profundicemos en nuestros propios problemas, más podremos estar con nosotros mismos y con los demás.

En el Anexo G, he listado y brevemente descrito algunas de las terapias efectivas que he experimentado, en las que sido entrenado, o con las cuales estoy familiarizado.

**Salud y cuidado de uno mismo**

A lo largo del camino, descubrirás que tus necesidades empiezan a cambiar, al igual que tu atención en temas de salud. Deja que tu cuerpo y tu intuición sean tu guía en este camino y que te muestren qué es lo que tienes que hacer para sentirte mejor y fortalecer tu contenedor energético.

146

He aquí algunas formas en las que el cuidado propio ha evolucionado para mi:

En la medida en que continuaba mi trabajo energético con los clientes, seguía enseñando y organizaba varios talleres, sentí que necesitaba limpiar mi contenedor de energía para lograr ser un canal más poderoso.

Hace más de 30 años que tengo una rutina de ejercicios matutina para cuidar mi cuerpo físico – un poco de yoga, planchas, y otros ejercicios que cambiaban dependiendo de mis necesidades del momento, mis descubrimientos y experimentos. Últimamente, he tenido la necesidad de añadir la meditación a esta rutina.

Hace como 10 años, me interesé en la nutrición y empecé a tomar suplementos para asegurar que tuviese todos los antioxidantes y minerales que no podía obtener de las comidas que estaba haciendo.

Últimamente he comenzado a comer un alto porcentaje de comida cruda y orgánica para maximizar la toma de enzimas y minimizar la ingesta de aditivos en las comidas, y aunque sigo comiendo pescado, me he alejado de las carnes blancas y rojas. Aparte de contribuir positivamente al medio ambiente, mi cuerpo no gasta más energía, rompiendo y reconstruyendo las proteínas que encontramos en la carne. He encontrado fuentes más compatibles y eficientes de proteínas. Mi tolerancia al alcohol ha disminuido con el tiempo y consumo muchísimo menos.

Recibo apoyo adicional de enfoques complementarios, como masajes, sanación energética, fasciaterapia, quiropráctica, acupuntura, osteopatía y otros.

## Educación continua

Mientras leas sobre el Reiki, trabajes con tus clientes, y conozcas otros practicantes que trabajen en medicina alternativa y complementaria, es muy común, aunque no necesario, que te sientas atraído por cursos y seminarios para expandir tus destrezas. Hay tantos acercamientos y enfoques interesantes disponibles que pueden complementar el trabajo que haces como practicante de Reiki. Algunas asociaciones incluso exigen a sus miembros que hagan una cantidad mínima de educación continua.

Antes de aprender sobre Reiki, leía como promedio un libro al año; mayormente antes de irme a la cama y me quedaba dormido después de haber leído un par de hojas. Desde que he descubierto Reiki y estudiado muchas otras técnicas, estoy sorprendido de la cantidad de libros que leo y cuánto me fascinan.

Fue mientras hablábamos de los chakras durante mi primer curso Reiki que mi amigo John menciono *Manos que curan,* (Brennan 2006*).* Seis meses después, estaba metido en la escuela y desde entonces he estado muy atraído a mucho más cursos que complementan mis habilidades como sanador y terapeuta.

## Despejando y reforzando tu canal

La energía Reiki viene a través del chakra y va al corazón y a tus manos. Otras frecuencias energéticas son atraídas a través de todos los chakras de tu campo energético universal, incluyendo energías de arraigamiento de baja frecuencia desde la raíz de nuestro primer chakra. Ellas están disponibles para el cliente cuando das un tratamiento.

Mientras integras alguna de las sugerencias de arriba a tu estilo de vida, tu propio campo energético se empezará a despejar. Algunas de los chakras que alguna vez fueron disfuncionales se abrirán y se mantendrán estables. Algo de la energía estancada en tu cuerpo se desvanecerá y tu aura se armonizará. Todos a tu alrededor notarán la diferencia. Dirán algo como "Te ves bien hoy" o "¿Has cambiado algo? Te vez más tranquilo estos días". Querrán estar más cerca de ti, atraerás a nuevas personas que resuenan con tus nuevas vibraciones.

Mientras tu campo energético se despeja, estas energías vendrán más fácilmente y estarán disponibles para tus clientes. Me gusta pensar en el filtro de una aspiradora que reduce la corriente de aire cuando tiene mucho polvo. El aire corre mucho más fácil cuando está limpio. Serás capaz de hacer que fluya la energía cuando das tratamientos porque tu campo se resistirá menos al paso de la energía.

Tus clientes definitivamente sentirán la diferencia en los tratamientos.

### El despliegue del Maestro/Profesor Reiki

*"Enseñas mejor lo que más necesitas aprender"*
*(Bach 2008)*

Aunque tengo el título de Maestro Reiki, siempre he considerado que soy más un profesor que un maestro Reiki. La palabra maestro supone que tengo control y conocimiento total de este arte. Mientras puedo transmitir los aprendizajes que he obtenido y ganado mucha experiencia, estoy constantemente aprendiendo, pero no creo que he dominado y nunca dominaré este arte.

Quizás hayas querido convertirte en maestro Reiki desde el comienzo o sentido el deseo de enseñar mientras integras las enseñanzas y continúas la práctica.

Convertirse en Maestro Reiki es un compromiso hacia ti mismo primero, luego hacia los demás.

En el nivel de Maestro, se trata de integrar Reiki de tal manera que para que cuando se transmita a los estudiantes, sea enseñado desde el corazón en vez de la mente. Es más que enseñar a otros la técnica y posición de manos; se trata de la sagrada transmisión de los aprendizajes integrados del camino, los principios, y el trayecto del autodescubrimiento que Reiki ofrece. Como Maestro Reiki, tomas la responsabilidad de acompañar a los estudiantes en su trayecto y de seleccionar candidatos para el nivel de Maestro. Se trata de ayudar a tus estudiantes a que se descubran a sí mismos, sus habilidades y que crezcan con los principios, para que cuando se dé el momento, puedan enseñar y ayudar a sus alumnos.

Ser un maestro Reiki significa estar disponible para tus alumnos entre clases, mientras que se mueven a través de su proceso y de cualquier otro problema relacionado. Significa estar dispuesto a organizar y dirigir cuando sea posible un Compartir de Reiki para dar a tus estudiantes la oportunidad de practicar y seguir aprendiendo.

Como maestro Reiki necesitarás tomar distancia para que así seas un instrumento claro y puro para el bien de tus estudiantes. Esto significa poner el ego inmaduro a un lado; esto puede ser una experiencia que enseña humildad a veces. Para hacer esto, tendrás que conocerte muchísimo más de lo que ya te conoces.

Tendrás que mantener los mismos límites sanos con tus alumnos como lo haces con tus clientes. Esto significa no ser sus amigos, pero si acompañarlos en su trayecto. Tienen que tener el espacio para su proceso sin tener que ocuparse de cuidar vuestra relación. Habrán momentos en donde reaccionaran ante ti como Maestro/Profesor y tendrás que estar ahí para ellos con tu presencia incondicional mientras siguen su camino. Y quizás necesiten tu apoyo de vez en cuando mientras construyen su práctica y comienzan a enseñar.

Hay un dicho: "el trayecto es más importante que el destino." Reiki es el trayecto hacia el Yo, y en ese camino tienes la capacidad para asistir a otros. Es muy importante que no te apresures para pasar de nivel en nivel. El ser aprendiz para ser Maestro Reiki con Usui, y también con Takata, fue un largo proceso y un compromiso de por vida. La tendencia en nuestra sociedad occidental ha sido la de acortar el tiempo y correr en el proceso. Para algunos es más un viaje del ego para acumular otro título o diploma.

Tómate el tiempo para encontrar la persona correcta para que te acompañe en este camino. Quizás elegirás hacer todo tu entrenamiento con el mismo Maestro Reiki o decidirás en el camino reicibir lecciones de varios. Es posible que la persona que elijas sea el gatillo de tu proceso y esto quizás sea algo bueno si te ayuda a crecer. Antes de que decidas cambiar de Maestro Reiki porque has sentido el impulso a hacerlo, te pido que si es posible discutas los motivos con tu Maestro Reiki. Hacerlo quizás te ayude a aclarar algunos asuntos que hayan surgido y será posible que los resuelvas. Tu Maestro Reiki podrá guiarte en este proceso y actuará con las mejores intenciones hacia ti; si el que cambies parece lo adecuado, es muy probable que él o ella te lo sugiera. Cualquier resistencia inadecuada de parte del Maestro quizás sea un indicador de que el cambio sea la mejor decisión para ti.

Una vez que hayas encontrado a la persona con quien sientes que te es cómodo trabajar, permítete tener una amplia experiencia con sus enseñanzas, asistiendo a sus clases como observador/asistente. Esto te permitirá integrar las enseñanzas a un nivel mucho más profundo. Todo lo que aprendas lo integrarás a tu manera única de enseñar.

Ser capaz de contribuir como Maestro Reiki es una experiencia muy nutricia y enriquecedora, y los aliento a todos a que busquen ese camino si se sienten inclinados a hacerlo.

### Volverse el maestro de tu vida.

Sin importar si te quedas en el primer nivel de Reiki o continúas para convertirte en Maestro Reiki, no tengo duda de que Reiki te ayudará a volverte el maestro de tu vida. Para mí, esto significa tener un crecimiento de tu conciencia y conciencia de tí mismo, estar en contacto con tu Yo, escuchando las voces de tu propia naturaleza, viviendo en el momento presente y tomando decisiones alineadas con tu verdadera naturaleza y la misión de tu vida. Significa tomar responsabilidad total de todo lo que pasa en tu vida.

Esto es el trayecto de una vida, y probablemente de muchas.

## Resumen del Capítulo 6

El Reiki es un catalizador y nos ayuda a alinearnos con nuestra misión y nuestra espiritualidad. El crecimiento personal cobra más importancia y se abren ampliamente las puertas del apoyo disponible para ubicar personas, recursos y herramientas en el camino.

Este crecimiento tocará todos los aspectos de tu vida: el del crecimiento personal, tu salud, alimentación y desarrollo profesional a fin de ampliar tus conocimientos y destrezas. Todo esto acerca a sí mismo al practicante y le ayuda para servir mejor a su cliente. En la medida que el tiempo pasa, el campo energético se purifica y se vuelve más armonioso: un canal más poderoso aún para la energía sanadora.

Esta transformación continúa a lo largo de todos los niveles y permite que el maestro interior emerja.

Al nivel Maestro, el practicante puede transmitir con humildad estas enseñanzas sagradas a aquellos que se le acercan. El Maestro se encuentra al servicio de la vida y de la consciencia y de todos aquellos que desean permitir que su propio Maestro emerja.

Esta transformación interior no se detiene al nivel del Maestro/Profesor. El crecimiento y el despertar consciente son una jornada de toda la vida, tal vez de muchas vidas.

# RESUMEN

Reiki, un poderoso catalizador para la transformación propia y sanación – este ha sido el tema principal de este libro.

La iniciación recibida durante el curso es el principal catalizador; argumenta la capacidad para canalizar energía Reiki y aumenta el nivel de vibraciones del campo energético.

El Reiki en tanto catalizador, alinea la iniciación para su misión de vida y espiritualidad. El crecimiento personal toma más importancia y el camino se abre a través de las sincronías que ponen a personas, fuentes, y herramientas en el camino del practicante.

Con el tiempo, el campo energético se despeja y se vuelve más armonioso: un canal aún más poderoso para la energía curativa. La transformación continúa a través de los niveles y permite que el Maestro Interior emerja e inicie para lograr su misión de vida.

El Reiki, creado por Mikao Usui después de sus descubrimientos en los sutras del antiguo Tíbet, es simple y fácil de aprender, así como de aplicar. Es accesible para todos y puede actuar en todos los niveles- físico, emocional, mental, psíquico y espiritual.

Los Cinco Principios guían al practicante de Reiki, y el principio adicional del intercambio alienta la participación activa del receptor en el viaje de sanación, así como garantiza un equilibrio entre el donante y el receptor.

El Reiki, que se transmite a través del campo de energía al poner las manos sobre el cuerpo, se puede usar sobre uno mismo, otras personas, animales, plantas, alimentos, objetos y situaciones. Puede enviarse a distancia y puede actuar en el presente, pasado y futuro.

El Reiki es complementario para la medicina convencional y no es una cura ni una garantía de que la curación tendrá lugar.

El practicante no diagnostica condiciones médicas ni prescribe medicamentos.

El Reiki tradicional se aprende en tres o cuatro niveles dependiendo del linaje del Maestro/Profesor.

Es importante darse cuenta que una persona que da Reiki puede asumir el rol de terapeuta y para servir mejor a los clientes, el practicante debe ser consciente de lo que esto podría representar. La preparación, el ambiente, el contacto, el equipo y los accesorios tienen, todos, un efecto positivo en la sesión y pueden garantizar la máxima eficiencia del tratamiento.

La relación entre el practicante y el cliente es uno de los factores más importantes en el tratamiento, mucho más que cualquier técnica específica. La presencia del practicante juega un papel crucial en esta relación.

Cuanto más trabaje el profesional para despejar su canal, más potentes serán los tratamientos. Esto requiere un compromiso consigo mismo, con los clientes y los alumnos, en caso de que él o ella finalmente elijan transmitir estas enseñanzas sagradas a quienes lo ponen en su camino.

# PALABRAS FINALES

Mientras escribía este libro, luché constantemente con la pregunta que me hicieron después de publicar una solicitud de testimonios en una página de Reiki en Facebook: "¿El mundo realmente necesita otro libro sobre Reiki?" Hay tantos libros buenos por ahí (algunos de mis favoritos se enumeran en el Apéndice D) que me pregunté si el mío haría una diferencia.

Para poder iniciar este proyecto de libro sabía que tenía que tomarme un tiempo libre y alejarme de la vida cotidiana y de todas sus preocupaciones. Elegí ir a Indonesia, uno de los lugares más exóticos que había visitado en mis viajes anteriores. Esta fue una maravillosa aventura y unas vacaciones al mismo tiempo. El Santai Beach Inn en Sengiggi, Lombok, era el lugar perfecto: tranquilo, junto al océano, siempre soleado y cálido y bendecido con un personal verdaderamente maravilloso y hospitalario. Resultó ser un lugar muy prolífico para escribir. Escribí la mayor parte del libro en el mes que pasé aquí en Lombok, Indonesia, la isla al este de Bali.

Cuando comencé a compartir mi conocimiento y experiencia en este entorno idílico mientras me conectaba continuamente con las energías del Reiki, pude encontrar la respuesta a mi pregunta.

En el libro, he compartido muchas de mis propias experiencias y puntos de vista sobre los diversos aspectos de Reiki. Se sintió maravilloso el simple hecho de poder presentar mi enfoque para enseñar y aplicar Reiki y expresar el amor y el respeto que tengo por este.

Pero realmente me sumergí en mi pasión y lo enriquecedora que fue la experiencia de Reiki, cuando comencé a releer, seleccionar e incluir los testimonios que recibí de algunos de mis clientes y de los estudiantes nuevos, de los practicantes y maestros de Reiki que he capacitado.

Estos testimonios son la razón por la que continúo enseñando y practicando, y estimulan mi pasión por la superación personal. Me conmueve profundamente ver cómo este método simple de curación por imposición de manos es transformador.

Este libro agrega muy poco al vasto conocimiento y experiencia que ya está disponible sobre el Reiki. Sin embargo, es mi pequeña y única contribución al Reiki que ha surgido de mi esencia y mi don. Quizás todo el libro, o tan solo un testimonio, despierte tu curiosidad lo suficiente como para probarlo, obteniendo un tratamiento o tomando el curso de primer nivel. Quizás mi libro enriquezca e influya en la práctica de algunos estudiantes y practicantes, así como en la práctica y el estilo de enseñanza de algunos Maestros de Reiki.

Esa será razón suficiente para que yo haya escrito el libro.

Estoy escribiendo este libro en el año 2012, el final del calendario maya, año que se profetiza como uno de cambio enorme, el punto de inflexión para un salto cuántico en la conciencia para la humanidad. La Tierra ya nos está mostrando signos de esta agitación con terremotos, como los de Haití y Japón, las inundaciones y los trastornos en las condiciones meteorológicas: lluvias intensas, temperaturas récord, incendios, tsunamis y olas de calor. Nuestros sistemas financiero y social están dando señales de una gran transformación e incluso un colapso. El dólar estadounidense está vacilando, el Euro es frágil y hay grandes trastornos en los gobiernos de Egipto, Libia, Siria, Túnez, el Mundo Árabe y otros lugares.

Los jóvenes de todo el mundo se están involucrando y uniendo para cuestionar los valores sociales y nuestra sociedad materialista, dando paso a grandes cambios en la conciencia. Movimientos como Occupy Wall Street influyen en la forma en que se gobierna el mundo democrático. Los niños Índigo y Cristal, nacidos con una conciencia superior, están influyendo en los adultos que los rodean por su forma de percibir y estar en el mundo. Escucho muchos testimonios de padres que están asombrados por las preguntas, comentarios y enseñanzas que sus pequeños hijos hacen.

Al ser testigo de estos eventos mundiales, parece que el sufrimiento, la lucha y la guerra van en aumento. Sin embargo, veo y siento un cambio en la conciencia; cada vez más personas, y personas más jóvenes, se sienten atraídas por enfoques alternativos y complementarios, así como por la espiritualidad, incluido el Reiki. Están cuestionando sus valores y su forma de vida. Confío en que inclinaremos la balanza y crearemos un mundo que será mucho más igualitario y armonioso en los próximos años. También soy de la opinión de que esto sucederá sin cataclismos y sufrimientos indebidos.

Esto requerirá una dedicación a nosotros mismos, la humanidad y nuestra Tierra, así como la voluntad de aceptar el cambio a pesar del temor y la inseguridad subyacentes. Tendremos que rendirnos a un Conocimiento Superior y confiar en que podemos crearlo.

Nos guste o no, han elegido estar aquí en este momento con los otros siete mil millones de almas que vinieron a participar en este momento trascendental en nuestra evolución. Puedes influir en lo que suceda, puedes hacer la diferencia; esa es la razón por la que estás aquí. ¿Qué camino elegirás? ¿Qué deseas crear? ¿Cuál es el regalo que has traído para compartir? ¿Estás dispuesto a dejar de ser la víctima y asumir la plena responsabilidad de lo que tienes y estás creando en cada momento?

Estas son preguntas difíciles y decisiones difíciles. Tengo fe en que tú y el resto de la humanidad escucharán y seguirán su guía interno y encontrarán las respuestas correctas.

Me gustaría terminar con este texto de *Volver al amor* (Williamson, 2008) que he puesto en la pared de mi baño.

*Nuestro miedo más profundo no es que seamos inadecuados. Nuestro temor más profundo es que somos poderosos más allá de toda medida. Es nuestra luz, no nuestra oscuridad lo que más nos asusta. Nos preguntamos: "¿Quién soy yo para ser brillante, hermosa, talentosa, fabulosa?" En realidad, ¿quién eres tú para no serlo? Eres un hijo de Dios. Tu pretendida pequeñez no le sirve al mundo. No hay nada iluminado en encogerse para que otras personas no se sientan inseguras a tu alrededor. Todos estamos destinados a brillar, como hacen los niños. Nacimos para manifestar la gloria de Dios que está dentro de nosotros. No solo en algunos de nosotros; está en todos. Y cuando dejamos que nuestra propia luz brille, inconscientemente damos permiso a otras personas para hacer lo mismo. En la medida en que nos liberamos de nuestro propio miedo, nuestra presencia automáticamente libera a los demás. (Impreso con autorización)*

Que te inspires a abrazar tu Luz, que permitas que el Maestro emerja e irradie tu Luz para que otros puedan verse a sí mismos en ella. Que puedas realizar todas las tareas de la vida y difundir todos los dones que viniste a compartir en esta encarnación.

Que puedas darte el precioso regalo que es Reiki. Incluso si nunca tienes la intención de administrar tratamientos, el catalizador que estará en tu vida lo convertirá en una experiencia verdaderamente valiosa y rica que no lamentarás en absoluto.

Que seas feliz y estés en paz.

Que estés a salvo.

Que estés libre de sufrimiento.

Que vivas en este mundo con bienestar, abundancia y comodidad.


Namaste


Roland Bérard, Lombok, agosto 2012.

# PALABRAS DE AGRADECIMIENTO Y APRECIO

Quiero agradecer a mi madre y a mi padre por darme vida y por crear las circunstancias que necesitaba para desarrollar mis capacidades como persona y como facilitador de la curación, y por amarme, especialmente cuando no podía dejar entrar ese amor. Ahora sé que la herida de la primera infancia que experimenté, sin saberlo, creada por mis padres, se convirtió en el trampolín de las cualidades y fortalezas que necesitaba desarrollar para poder cumplir la misión de mi vida.

Quiero agradecer a mis hermanos y hermanas por el continuo apoyo en mi extraño y en cierto modo alejado viaje por la vida. Mi hermana Louise siempre ha creído en mí y siempre está ahí para escuchar, entender y apoyar mis proyectos. Su esposo Gilles es como un hermano para mí; él fue el primero en recibir tratamientos a distancia cuando comencé a practicar en 1998, cuando se estaba recuperando de una operación de reemplazo de cadera. También fue mi primer alumno.

Estoy por siempre agradecido a mis hijos Philip y Benoit y a mi ex esposa, Marla, por su apoyo incondicional mientras pasaba por los altibajos de la búsqueda de mi verdad interior y mi camino. El proceso causó trastornos en nuestra forma de vida cuando dejé la posición asalariada y segura del gerente de proyectos de ingeniería, para aventurarme y desarrollar mi práctica como profesional sanador, con toda la incertidumbre y las preocupaciones financieras que esto conllevaba.

He sido bendecido con muchos, muchos mentores increíbles y Maestros profesores en el camino: Bernard Grenier (anteriormente Chetan Aseem), mi maestro de Reiki; Barbara Brennan y todos los maravillosos profesores de su personal, demasiado numerosos para mencionarlos; Donna

Martin, amiga, maestra y mentora del Método Hakomi; el difunto Ron Kurtz, fundador del Método Hakomi; Gary Craig (de quien he aprendido en innumerables videos pero que aún no he conocido) por su increíble y muy generoso regalo al mundo de la Técnica de Libertad Emocional (EFT); y Lorraine Desmarais, directora de Coeur Énergétique, Montreal y su maravillosa facultad.

Gracias también a Lorraine Desmarais, que me apoya y guía a través de mi propio proceso y ha sido mi terapeuta durante muchos años, y a Yolaine St-Germain, mi terapeuta durante mis años de entrenamiento en la Escuela de Curación Barbara Brennan.

Gracias a los creadores de los muchos enfoques de sanación que tuve el honor de estudiar e integrar: Alexander Lowen y John Pierrakos, co-creadores de Bioenergética; John Pierrakos, creador de Core Energetics y su esposa Eva Brock, creadora de The Pathwork; Danis Bois, creador de Somato-PsychoPédagogie (SPP o fasciatherapy, como se llamaba anteriormente); Vianna Stibal, creadora de ThetaHealing.

Quiero agradecer a todos los escritores y colaboradores de la psicología moderna, desde Freud hasta Reich y los subsiguientes autores que los siguieron. Fueron fuentes de conocimiento e inspiración en mi viaje, directa o indirectamente a través de libros u otras formas.

Quiero agradecer a todos mis amigos y a mi grupo Biodanza por su presencia continua, amor y apoyo.

Gracias a mi prima June Kallestad por ayudarme en la edición de la primera versión de mi libro y a mi hermana Louise por las innumerables horas que pasé leyendo, releyendo y editando.

Gracias a Sylvie Drolet y Dave Caldwell por ofrecerse como voluntarios para ser fotografiados.

Gracias a aquellos que estuvieron dispuestos a compartir su experiencia y que sus testimonios se incluyan en el libro.

Y agradezco a todos mis clientes y estudiantes por darme la oportunidad de servir y por todas las formas en que han sido maestros para mí y me han ayudado a crecer solo por ser quienes son.

# ANEXOS

## Anexo A – Posiciones para el tratamiento Reiki

Las posiciones de Reiki que se muestran en las siguientes páginas son las posiciones básicas para dar un tratamiento. Están alineados con los chakras, las glándulas endocrinas y las articulaciones principales. Se señalan los lugares en el cuerpo donde la energía penetra más fácilmente en el campo de energía.

El tiempo sugerido es de tres minutos por posición. Al principio, es importante dedicar tiempo en todas las posiciones para que se pueda aprender a sentir la energía.

A medida que adquiera experiencia y desarrolle tus sentidos, aprenderás a sentir si necesita permanecer más tiempo o no en una posición determinada. Sigue tu intuición.

Una vez que hayas hecho todas las posiciones básicas, puedes poner tus manos sobre las otras partes del cuerpo que necesitan atención, ya sea a las que te sientas inclinado a apoyar o las mencionadas por el cliente.

Aquí hago un resumen de las posiciones.

| Posiciones<br>A uno mismo | Posiciones<br>A otros |
|---|---|
| **Frente** | **Frente** |
| 1-Encima de la cabeza | 1-Ojos |
| 2-Ojos | 2- Sienes |
| 3-Sienes | 3- Detrás de la cabeza |
| 4-Detrás de la cabeza | 4- Garganta |
| 5-Hombros | 5- Corazón |
| 6-Garganta | 6- Plexo solar |
| 7-Corazón | 7- Sacro (adelante) |
| 8-Plexo solar | 8- Raíz (ingle) |
| 9-Sacro (adelante) | 9- Rodillas |
| 10-Raíz (ingle) | 10- Tobillos |
| 11-Rodillas | 11- Planta de los pies |
| 12-Tobillos | |
| 13-Planta de los pies | |
| | |
| **Espalda** | **Espalda** |
| 14- Detrtás del plexo solar | 12-Detrás del corazón |
| 15-Sacro | 13- Detrtás del plexo solar |
| 16-Coxis | 14-Sacro |
| | 15-Coxis |

## Posiciones – Autotratamiento

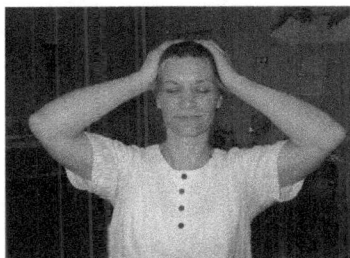

Parte Superior de la Cabeza
($7^{mo}$ chakra)

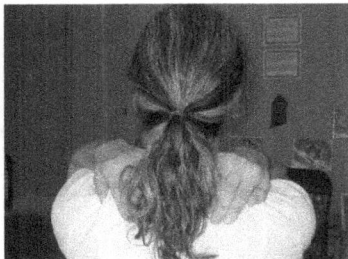

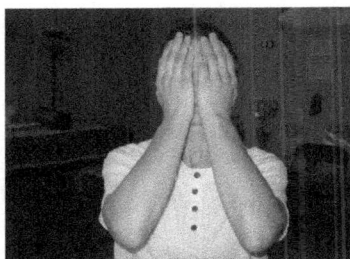

Ojos
($6^{to}$ chakra)

Sienes
($6^{to}$ chakra)

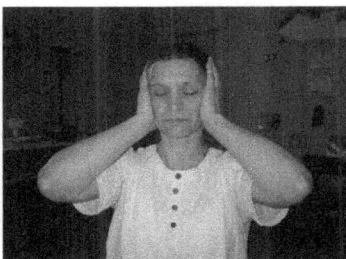

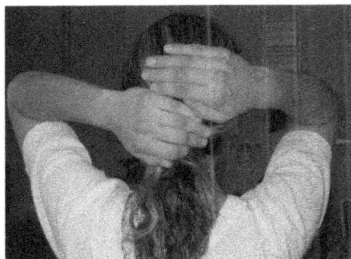

Detrás de la cabeza
(Detrás del $6^{to}$ chakra)

Hombros

171

## Posiciones – Autotratamiento

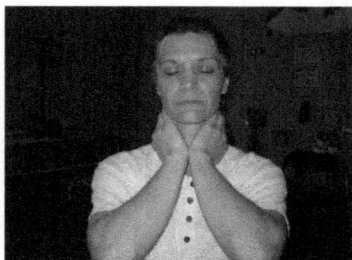

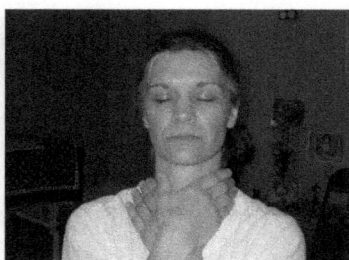

Cuello                     Cuello alternativa)
(5$^{to}$ chakra)

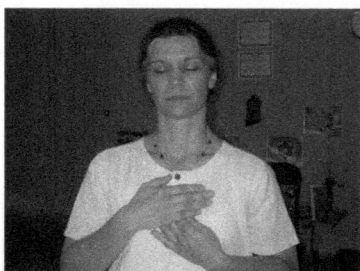

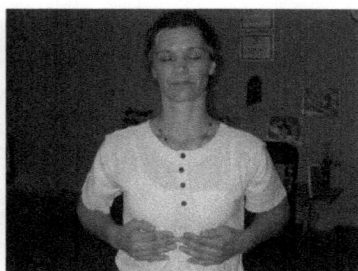

Corazón                  Plexo solar
4$^{to}$ chakra)            (3$^{er}$ chakra)

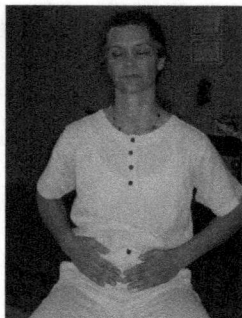

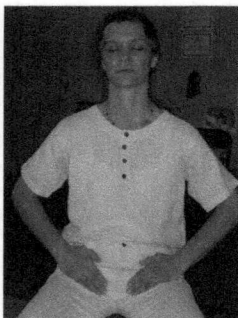

Sacro                    Raíz (ingle)
(2$^{do}$ chakra)          (1$^{er}$ chakra)

## Posiciones – Autotratamiento

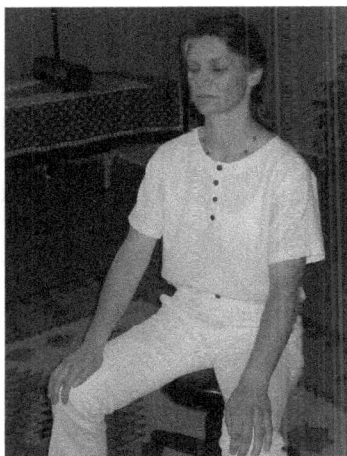
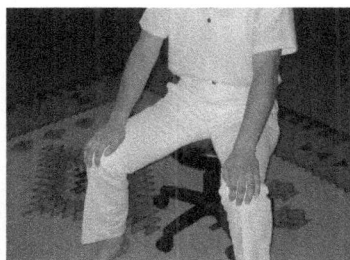

Rodillas

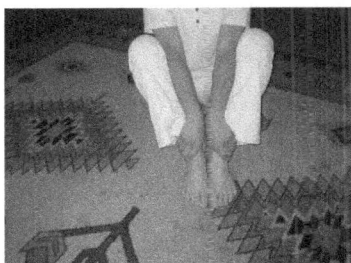
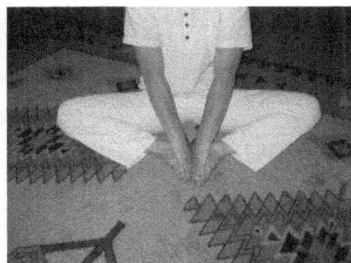

Tobillos                    Pies

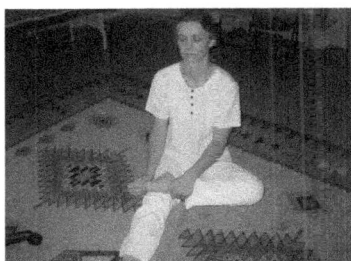
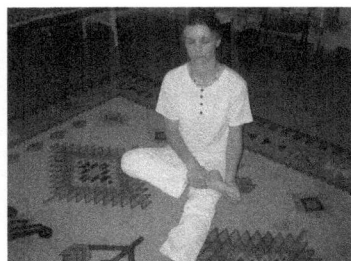

Pies (alternativa)

## Posiciones – Autotratamiento

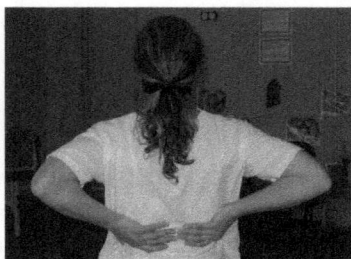 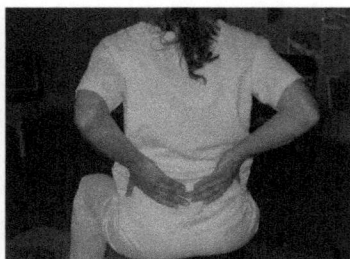

Detrás del plexo solar       Sacro

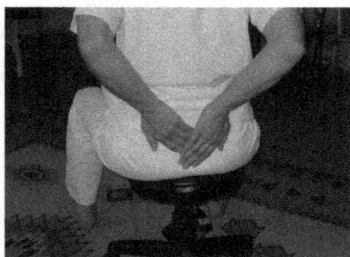

Coxis

## Posiciones – Otra Persona

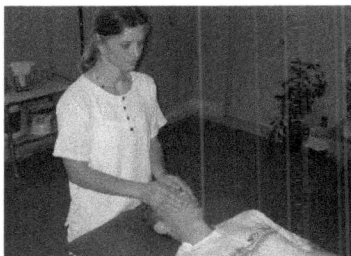

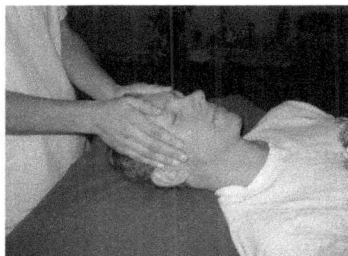

Ojos                     Siees

($6^{to}$ chakra)

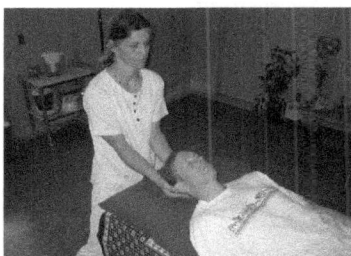

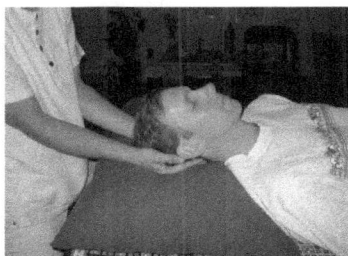

Detrás de la cabeza ($6^{to}$ chakra)

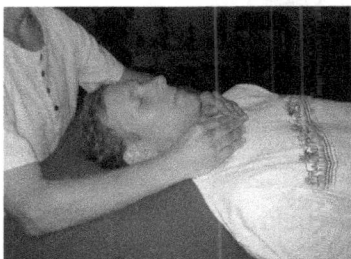

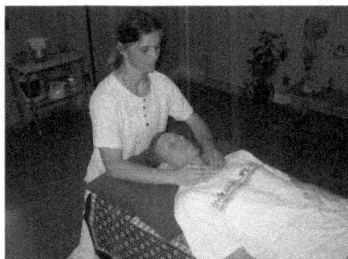

Cuello ($5^{to}$ chakra)

**Posiciones – Otra Persona**

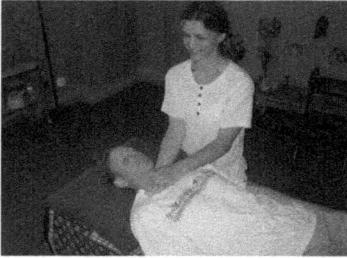

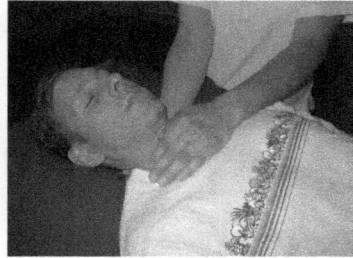

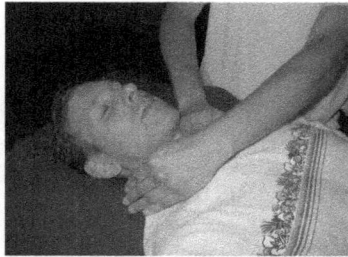

Alternativas por el cuello (5$^{to}$ chakra)

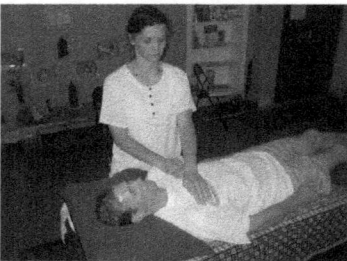

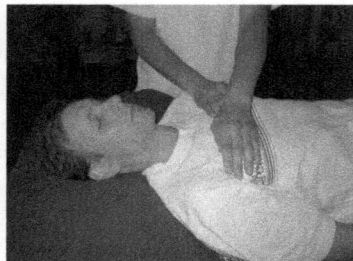

Corazón  (4$^{to}$ chakra)

## Posiciones – Otra Persona

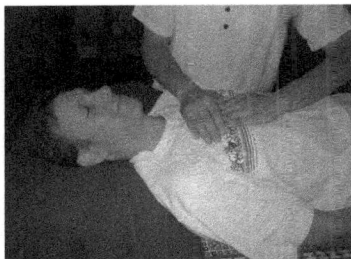

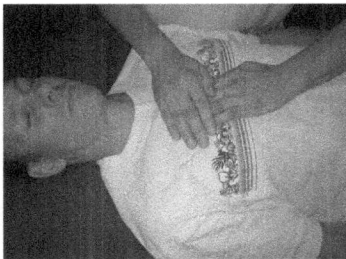

Alternativa por el corazón (4$^{to}$ chakra)

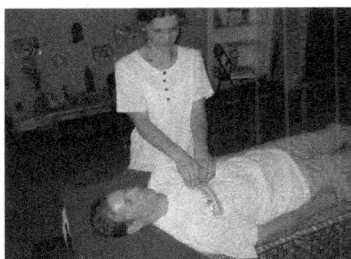

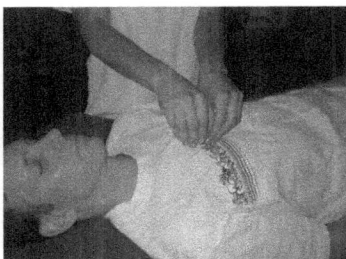

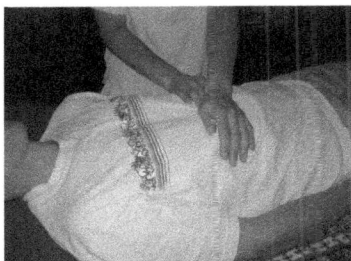

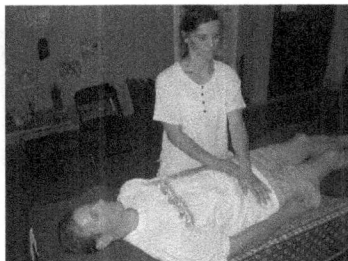

Alternativa por el corazón (4$^{to}$ chakra)

Plexo solar (3$^{er}$ chakra)    Sacro (frente del 2$^{do}$ chakra)

## Posiciones – Otra Persona

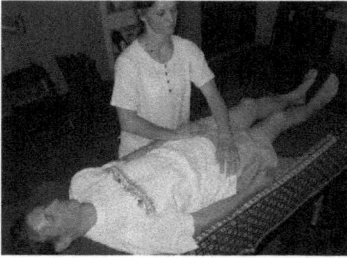
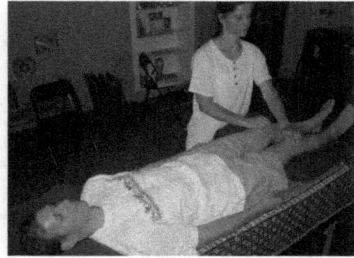

Ingle (1$^{er}$ chakra)          Rodillas

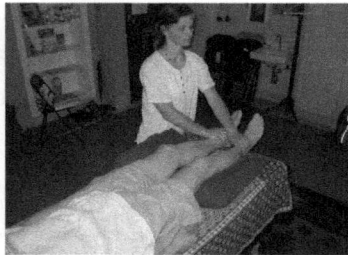

Tobillos

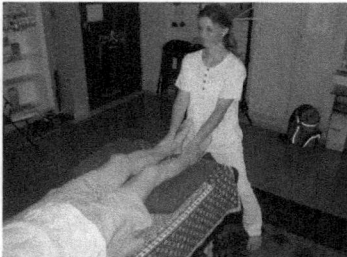
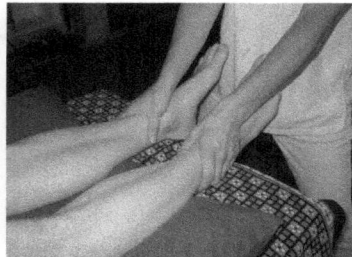

Alternativa para los tobillos

## Posiciones – Otra Persona

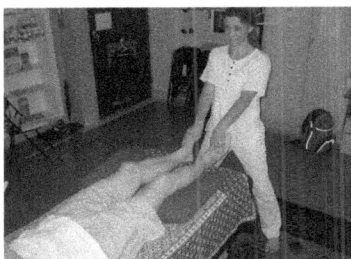

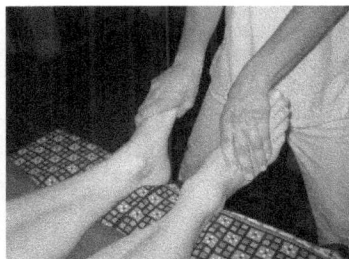

Pies

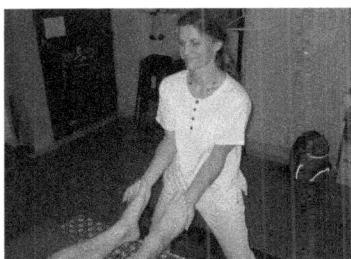

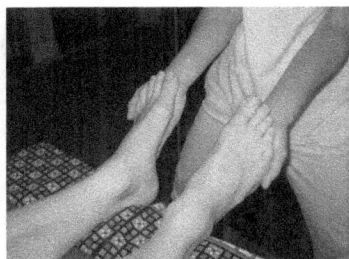

Alternativa para los pies

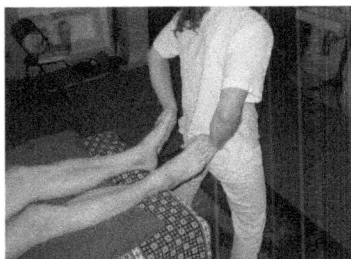

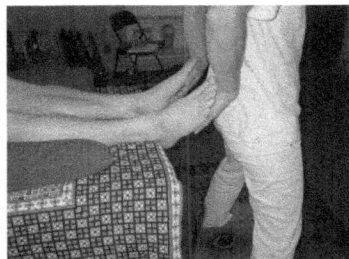

Alternativa para los pies

179

## Posiciones – Otra Persona- Espalda

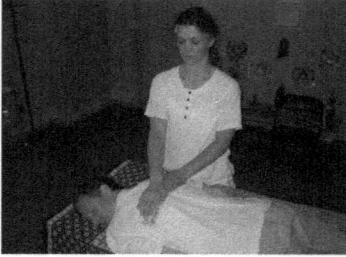

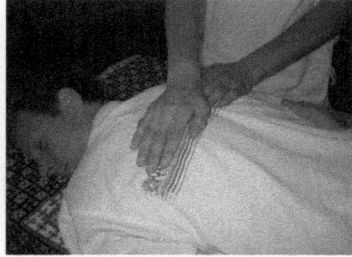

Detrás del corazón (4$^{to}$ chakra)

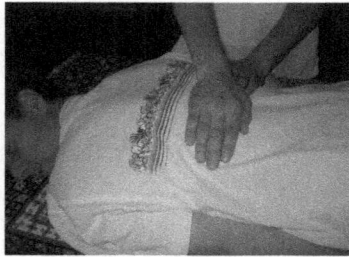

Detrás del plexo solar (3$^{er}$ chakra)

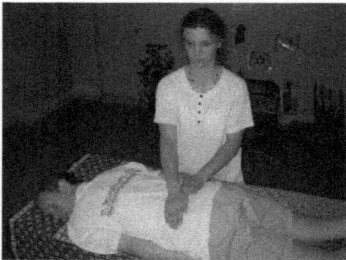

Sacro (2$^{do}$ chakra)          Coxis (1$^{er}$ chakra)

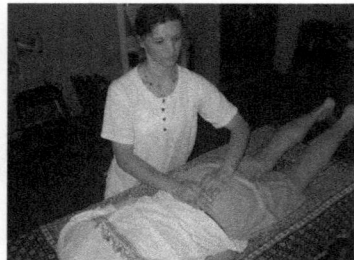

## Traitamiento Mental/Emocionel

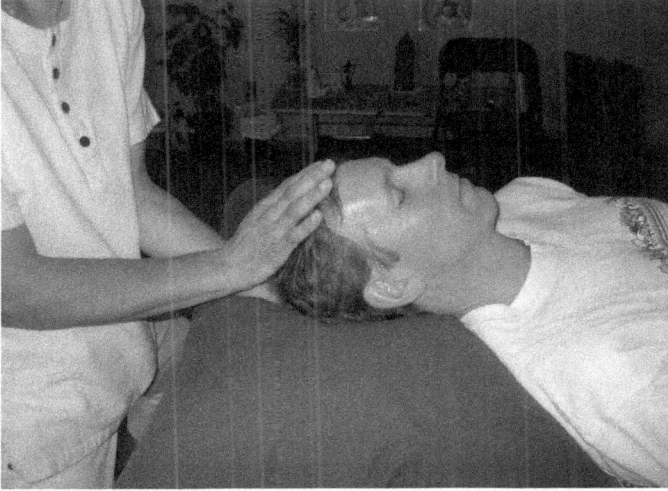

Coronilla

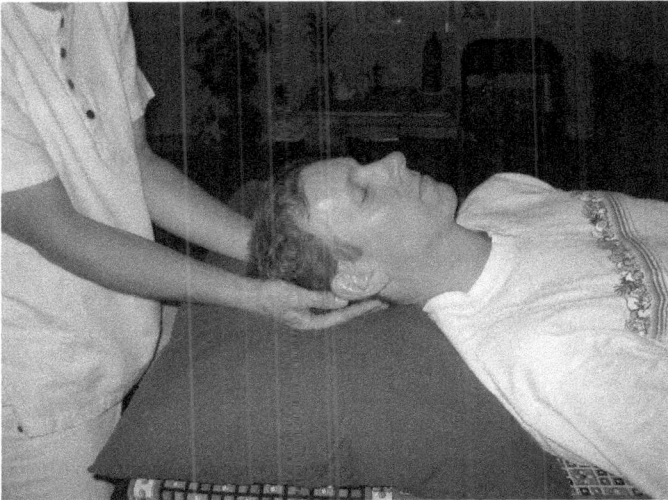

Debajo de la cabeza

## Tratamiento Rápido

Contar 15-30 segundos en cada posiciiones

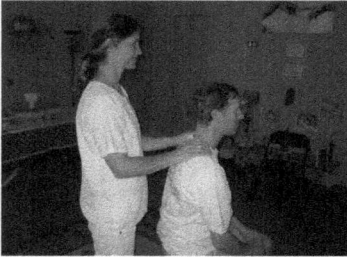

Hombros

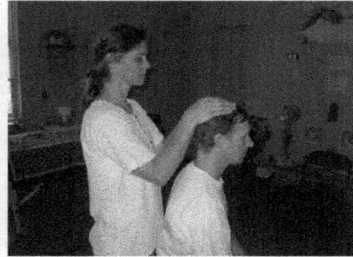

Chakra de la Coronilla

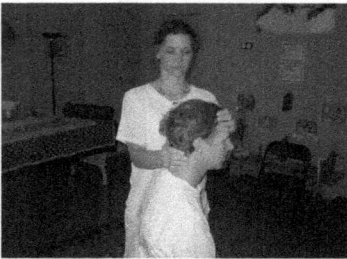

$6^{to}$ Chakra

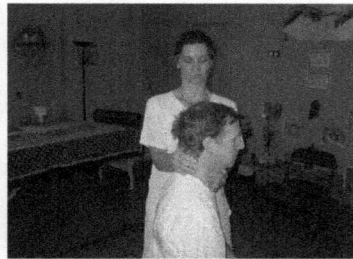

$5^{to}$ Chakra

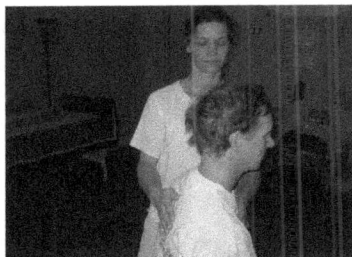

4$^{to}$ Chakra

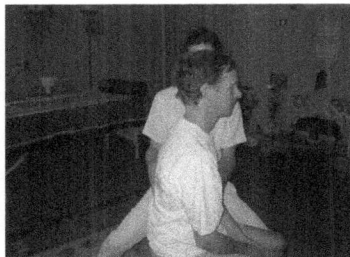

3$^{er}$ Chakra

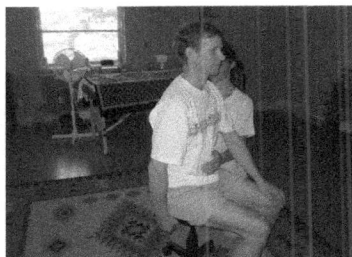

2$^{do}$ Chakra

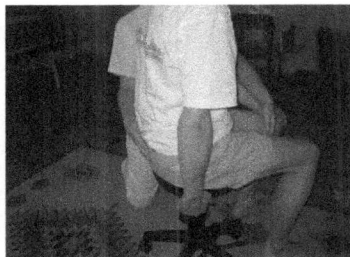

1$^{er}$ Chakra

## Tratamiento de animales

Esto se ha tomado del siguiente sitio web que permite su reproducción siempre que se reconozcan los créditos por los derechos de autor.

### Artículo y images – copyright de Patinkas © 2009-2012

<www.patinkas.co.uk/Chakra_System_of_Animals/chakr a_system_of_animals.html>

Por favor, tenga en cuenta que: la información que se incluye a continuación no pretende ser un sustituto de la búsqueda de ayuda profesional si tiene un animal enfermo, herido o si cree que no está bien. Siempre busque ayuda y consejo de un veterinario calificado en primera instancia.

### Introduccíon

Los animales, así como todos los demás seres vivos, tienen un sistema de chakras. Este sistema es una red compleja de vórtices de energía que giran (a menudo llamados "pétalos" en las tradiciones orientales) que se extienden por todo el cuerpo. La energía universal (Prana, Chi, Ki) fluye dentro y fuera de los chakras, a lo largo del sistema de meridianos, hacia el aura y, finalmente, hacia el cuerpo físico. La energía fluye de dos maneras; hacia adentro y hacia fuera. Por lo tanto, cada pensamiento, acto y emoción afecta a los chakras y se refleja en el aura. Del mismo modo, los estímulos externos, tanto positivos como negativos, tienen un efecto en los chakras y dejan su huella en el aura (incluidas las lesiones físicas). Esto es lo mismo para los animales y los seres humanos por igual.

Para aquellos que no están familiarizados con el sistema de chakras, tomen en cuenta que si imaginan el cuerpo de energía sutil (compuesto de chakras, vinculado a los meridianos y contenido en el aura) como un motor de

185

automóvil, el cuerpo físico es el vehículo real que el motor maneja, no es difícil así ver que cuando el automóvil comienza a funcionar con menos eficacia o incluso se descompone, es el motor el que necesita reparación o reajuste y no la carrocería del automóvil. Es lo mismo con el cuerpo de energía sutil. Cuando recargamos/realineamos los chakras (haciéndolos girar en armonía y al ritmo correcto), el cuerpo físico vuelve a funcionar sin problemas.

## Chakras de animales

Los animales tienen:

- 8 chakras mayores
- 21 chakras menores
- 6 chakras brote

Los animales tienen ocho chakras principales, 21 chakras menores y seis chakras brote. Junto a los siete chakras principales que los animales comparten con los humanos (corona, tercer ojo, garganta, corazón, plexo solar, sacro y raíz), hay otro chakra principal que es exclusivo de los animales. Se llama el chakra braquial o clave. Este chakra fue descubierto por Margrit Coates, la principal sanadora de animales de renombre internacional, (haga clic aquí para visitar el sitio web de Margrit, The Animal Healer).

El chakra braquial se encuentra a cada lado del cuerpo, en el área de los hombros. Es el principal centro de energía en todos los animales y se enlaza directamente con todos los otros chakras. Es el centro que se relaciona con la interacción animal-humano y cualquier curación debe comenzar siempre en este chakra. Los animales que tienen un vínculo fuerte y saludable con sus compañeros humanos, suelen tener un chakra braquial vibrante, ya que es el centro donde se forma y se lleva el vínculo animal-humano.

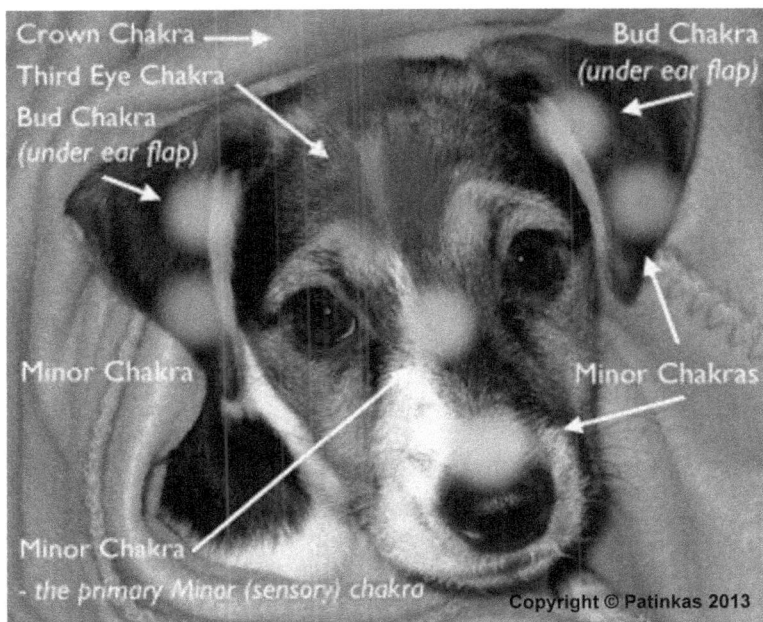

Los chakras brote se encuentran uno en cada pie (almohadilla, pata, pezuña, etc.) y uno en la piel en la abertura de la base de cada oreja (ver a la derecha). Son especialmente receptivos a las vibraciones de energía sutil; por ejemplo, cambios en el clima como una tormenta eléctrica, o incluso eventos inminentes de la Tierra, como un terremoto o un huracán. Los chakras brote ubicados en los pies a menudo se usan para generar áreas de energía en el suelo que son beneficiosas para el animal. Cuando encuentren estas áreas, pueden patear el suelo antes de tumbarse o rodar en el lugar (¡no debe confundirse con un perro que encuentre algo "maloliente" para rodar!). Pararse en esa área también puede ayudar a arraigarse a un animal.

Los 21 chakras menores en animales son centros sensoriales y se pueden encontrar, entre otros lugares, en la nariz, la cola y las orejas. Si bien los chakras Brote y Menor son centros de energía más pequeños que los principales, son

187

igual de importantes y ayudan en la función de los chakras principales.

Abajo: Ilustración que muestra la posición de los Chakras Mayores, el Chakra Menor principal y Chakras Brote en animales. Si bien la ilustración es de un caballo, la colocación es la misma para todos los animales (lo que permita la escala y la forma del cuerpo). Vea la parte inferior de la página para ilustraciones de perros y gatos.

## Sistema de los chakras de un caballo

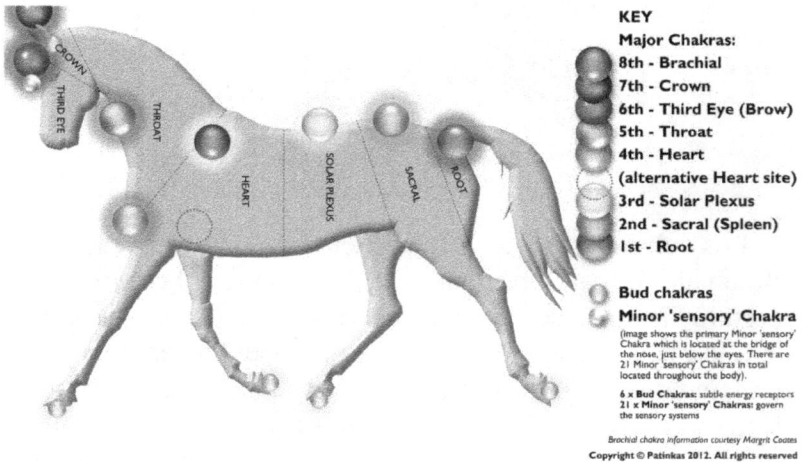

KEY

Major Chakras:
8th - Brachial
7th - Crown
6th - Third Eye (Brow)
5th - Throat
4th - Heart
(alternative Heart site)
3rd - Solar Plexus
2nd - Sacral (Spleen)
1st - Root

Bud chakras
Minor 'sensory' Chakra
(Image shows the primary Minor 'sensory' Chakra which is located at the bridge of the nose, just below the eyes. There are 21 Minor 'sensory' Chakras in total located throughout the body).

6 x Bud Chakras: subtle energy receptors
21 x Minor 'sensory' Chakras: govern the sensory systems

*Brachial chakra information courtesy Margrit Coates*

188

**Breve resumen de los chakras animales:**

Ubicación, función/propósito, signos de desequilibrio y áreas corporales gobernadas, piedras preciosas

**Los 8 Chakras Mayores:**

Ver los siguientes cuadros.

| Chakra | Ubicación | Función/Propósito | Señales de desbalance | Área del cuerpo que gobierna | Piedra preciosas |
|---|---|---|---|---|---|
| **Braquial (chakra "mayor" primario. La sanación debe comenzar en este chakra)** | Entre los hombros (en un caballo, justo debajo de donde el hombro se encuentra con el cuello) | Vincula todos los otros chakras Mayores, centro del vínculo animal-humano, lugar donde se inicia la sanación. | Resistencia a ser tocado. (por razones no obviamente médicas; artritis), piel inflamada, etc., resistencia o rechazo a "conectarse". | Pecho, cuello, patas delanteras, cabeza. | Turmalina negra (si el animal está renuente a conectarse) diamante Herkimer, pieza de cuarzo transparente programado (dale |
| **Coronilla** | En la parte superior de la cabeza, entre los oídos (en la protuberancia occipital del caballo) | Conecta al Espíritu | Depresión, retraimiento. | Cerebro, glándula pituitaria, piel, espina dorsal, sistema nervioso central y autónomo, sistema cráneo-sacral. | Cuarzo transparente, azestulita, tanzanita, diamante. |
| **Tercer ojo (ceja)** | Centro de la frente, justo por encima de los ojos. | Aceptación de sí mismo. | Dolor de cabeza, molestia en los ojos, ausencia-distracción. | La cabeza en general, glándula pineal, ritmos corporales naturales, yo mental superior. | LLapislázuli, fluorita, amatista, charoita. |
| **Garganta** | En la garganta física. (en animales de cuellos largos, encima de las cuerdas vocales) | Comunicación | Poco comunicativo o excesivamente ruidoso, no escucha órdenes. (entrenamiento) | Garganta, boca, dientes, mandíbula (aunque muchas veces se base en miedo basado en la raíz, los animales que mastican excesivamente pueden muchas veces beneficiarse de un balance de sus energías en este chakra). | Cuarzo azul, ágata de encaje azul, topacio azul. |

| Chakra | Ubicació | Función/Propósito | Señales de desbalance | Área del cuerpo que gobierna | Piedras Preciosas |
|---|---|---|---|---|---|
| Corazón | Pecho/parte frontal del pecho hasta detrás de las patas delanteras. (por encima del pecho) | Jerarquía en la manada. (relaciones) | Tristeza (dolor emociona/separación/perdid a reciente) excesivamente posesivo, y no dispuesto a interactuar con otros animales, celos, nervios en la presencia de otros animales por razones desconocidas. | Corazón, pulmones, sistema inmunológico, timo. | Cuarzo rosado, esmeralda, turbalina rosada, jade. |
| Plexo Solar | Mitad de la espalda. | Poder personal, sentido de sí mismo, (frecuentemente disminuido en animales | Rechazado, retraido, agresivo, dominante, carente de entusiasmo | Tracto digestivo, estomago, hígado. | Citrina, ojo de tigre, ámbar, topacio. |
| Sacro (Bazo) | Area lumbar inferior, entre la cola y la mitad de la espalda (anca o centro de la grupa en un caballo) | Sexualidad, emoción (pueden almacenarse aquí perdidas emotivas de una pareja animal, de su hogar, crías, etc.) buen lugar para trabajar cuando el animal está en shock cuando está esperando al veterinario o está yendo a verlo. | Demasiado emotivo: gemidos excesivos por razones no obvias (descartar razones médicas en primer lugar) Tema de límites: por ejemplo para un perro/caballo; dificultad para establecer la diferencia entre el tiempo para trabajar (entrenamiento) y para jugar (sin riendas o sogas) | Riñones, glándulas adrenales, sistema reproductivo, sistema linfático. | Cornalina, coral, calcita naranja. |
| Raíz | Donde la cola se encuentra con el cuerpo. (Parte posterior) | Supervivencia, arraigamiento, (este chakra puede haberse desarrollado especialmente en animales que están en la escala más baja del sistema de la cadena alimenticia, es decir animales que son presas de otros animales. | Reacción de huida excesivamente fuerte/atemorizada, ansioso, lentitud, sobrepeso, inquietud. | Intestinos, viseras, caderas, patas traseras, sistema muscular esquelético en su conjunto. | Hematita, gramate, jaspe rojo y unakita. |

191

Como era de esperar, la mayoría de los sentidos o instintos de los animales están mucho más afinados y más sensibles que los de los humanos (aunque algunos animales están más desarrollados que otros, como los delfines). Como resultado, los chakras de los animales suelen ser mucho más brillantes y grandes en comparación con los nuestros. Su fuerte sexto sentido emana del centro sensorial primario; uno de los 21 chakras menores. Este se encuentra en el puente de la nariz, debajo del chakra del Tercer Ojo o la Ceja. Los animales absorben y computan constantemente la información sensorial, mucho más que los humanos, debido a su confianza en el instinto de supervivencia. Además de usar los chakras de Brote en sus pies como se mencionó anteriormente, también se los puede ver frotando una parte de su cuerpo contra un árbol, rodando por el suelo o incluso frotando contra sus compañeros animales o compañeros humanos para estimular un chakra. Sin embargo, un animal que ha sufrido un trauma físico, mental o emocional, no siempre puede reparar el desequilibrio energético resultante y es aquí donde encontramos signos de enfermedad (incomodidad, desorden) presente.

Cada chakra corresponde a un aspecto del yo: pensamiento, emoción, sentidos, instinto, etc. Mientras que gobiernan las mismas áreas físicas, los chakras animales, sin embargo, se han desarrollado o evolucionado de manera ligeramente diferente a los de los humanos. Esto puede definirse aún más con las diferencias entre los animales domésticos y los salvajes. Por ejemplo, se tiende a encontrar un chakra del corazón más desarrollado en animales salvajes (jerarquía de manada fuerte) y un chakra de la raíz más pronunciado (mayor sentido de supervivencia). Con un caballo salvaje, se ve una respuesta de huida más fuerte (chakra del plexo solar) que en un pura sangre, que es una raza hecha por el hombre. Luego tenemos la castración de animales domésticos que afectan fuertemente al chakra Sacro (o Bazo).

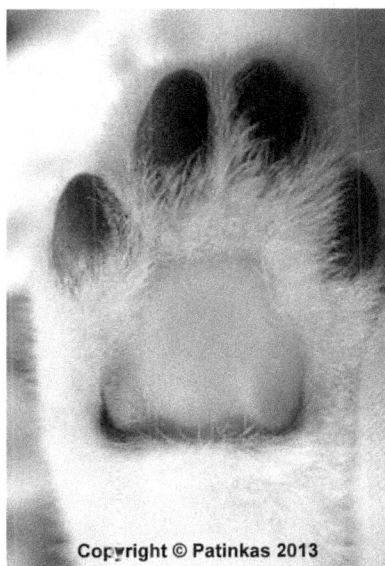

Copyright © Patinkas 2013

Arriba: Foto que muestra la posición del Chakra Brote en la pata de un gato.

### 21 chakras menores

Ubicación: en todo el cuerpo.

Función: gobernar los sistemas sensoriales. El chakra menor más importante se encuentra en el puente de la nariz, debajo de los ojos (debajo del chakra de la frente o del tercer ojo, consulta los diagramas).

### Chakras Brote

Ubicación: una en la base de cada pie (dos en las aves) y otra en la base de cada oreja: debajo de la aleta, justo en la abertura

Función: sentidos, receptores de energía sutil.

193

**Abajo: Ilustración que muestra las posiciones de los principales chakras, primarios menores (sensoriales) Chakra y Bud Chakras en un perro y un gato.**

## Sistema de los chakras de un perro

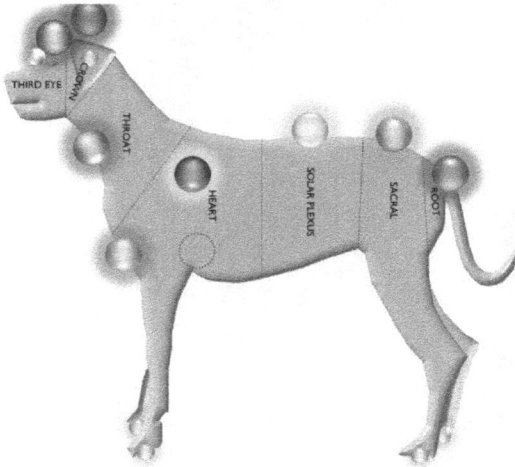

KEY:

Major Chakras:
8th - Brachial
7th - Crown
6th - Third Eye (Brow)
5th - Throat
4th - Heart
(alternative Heart site)
3rd - Solar Plexus
2nd - Sacral (Spleen)
1st - Root

Bud chakras
Minor 'sensory' chakra
(image shows the primary Minor 'sensory' Chakra which is located at the bridge of the nose, just below the eyes. There are 21 Minor 'sensory' Chakras in total located throughout the body).

6 x Bud Chakras: subtle energy receptors
21 x Minor 'sensory' Chakras: govern the sensory systems

*Brachial chakra information courtesy Margrit Coates*
Copyright © Patinkas 2012-13. All rights reserved

## Sistema de los chakras de un gato

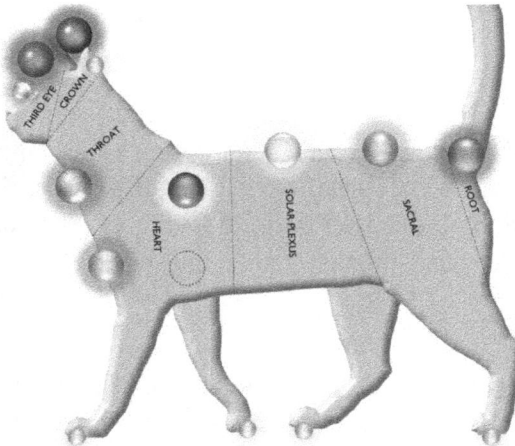

KEY

Major Chakras:
8th - Brachial
7th - Crown
6th - Third Eye (Brow)
5th - Throat
4th - Heart
(alternative Heart site)
3rd - Solar Plexus
2nd - Sacral (Spleen)
1st - Root

Bud chakras
Minor 'sensory' Chakra
(image shows the primary Minor 'sensory' Chakra which is located at the bridge of the nose, just below the eyes. There are 21 Minor 'sensory' Chakras in total located throughout the body).

6 x Bud Chakras: subtle energy receptors
21 x Minor 'sensory' Chakras: govern the sensory systems

*Brachial chakra information courtesy Margrit Coates*
Copyright © Patinkas 2012-13. All rights reserved

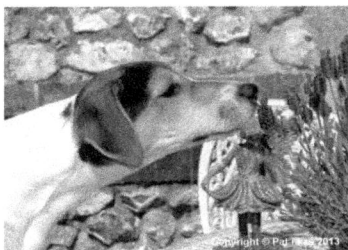

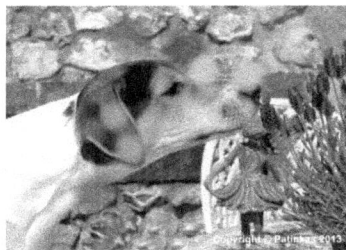

A la izquierda, los chakras menores "sensoriales" del perro en acción y a la derecha la misma fotografía mostrando los chakras (Mayores, Menores y Brote)

**Uso de este artículo**

Son más que bienvenidos a usar este artículo para sus propios fines o para su reproducción (en papel o en la web), incluidas las ilustraciones (no somos complicados acerca de nuestro trabajo, ¡es bueno compartirlo!), Solo pedimos que si se reproducirá, se le reconocerán los derechos de autor completos a Patin ° kas como se muestra a continuación:

Para las imágenes/ilustraciones, derechos de autor para leer (en una posición destacada): Imagen de copyright proporcionada por Patinkas © 2009.

Para la copia/texto, derechos de autor para leer (en una posición destacada): artículo de copyright proporcionado por cortesía de Patinkas © 2009.

Si desea que se muestren imágenes sin el texto de copyright (para que pueda ingresar nuestra información de copyright por separado), envíenos un correo electrónico y le enviaremos las imágenes en formato JPG o GIF (especifique).

Con toda la bendición luminosa del equipo de Patinkas.

**Derechos de autor del artículo y de las imágenes Patinkas © 2009-2012**

## Anexo B: Encontrar un maestro de Reiki- Preguntas para hacer

Antes de seleccionar el maestro de Reiki con quien desea aprender, puede considerar hacerle las siguientes preguntas. He incluido mis respuestas a estas preguntas, algunas de las cuales podrían repetirse del libro.

### ¿Enseñas el método tradicional Usui?

Enseño el método tradicional de Usui tal como lo aprendí del Maestro que me enseñó. Este es el Reiki de cuatro niveles como lo enseñó el Dr. Arthur Robertson.

No he agregado nada a esta enseñanza tradicional, que no sea lo necesario para dar una visión general del campo de la energía y los chakras y la conexión a tierra.

Si realizas una búsqueda en Internet, encontrará muchas variaciones de Reiki, como Reiki Plus. Te sugiero que preguntes a la persona con quién te comunicas qué ha agregado? dónde se origina y por qué eligió hacer adiciones al método tradicional?

### ¿Cuál es el número máximo de estudiantes que aceptas en una clase?

Cuando comencé a enseñar, acepté un máximo de ocho estudiantes en cualquier nivel. Con el tiempo y la experiencia, he aprendido que puedo enseñar cómodamente y sostener a un grupo de 12 estudiantes sin alejarme de la intimidad del grupo o alargar el tiempo del curso más allá de las 11 a 12 horas.

Aprender en grupo es una experiencia rica. El estudiante se reúne con personas de ideas afines con las que puede compartir y aprender durante el curso, ya que cada parte de otro estudiante se suma a lo que se puede enseñar.

La energía colectiva del grupo crea un campo de energía fuerte, que mejora la energía Reiki en la habitación. Esto a su vez mejora la absorción de las energías de Reiki durante las sintonizaciones y los intercambios de tratamiento.

### ¿Cuál es tu linaje de Maestros Reiki?

Está bien que indagues el origen de las enseñanzas sagradas que la persona te transmitirá. Mi linaje se puede encontrar en el Apéndice C.

### ¿Puedes describir tu aprendizaje y la cantidad de tiempo que tomaste para convertirte en un Maestro Reiki?

Tomé mi nivel 1 y 2 en 1994, mi nivel 3 en 1996 y mi nivel de Maestro en 1997, todos con el mismo maestro de Reiki. Una vez que completé el curso de Maestro Reiki, tuve varias reuniones con mi Maestro Reiki a fin de responder preguntas y revisar mi progreso. Desafortunadamente, se mudó a Portugal y perdí el contacto con él durante bastante tiempo.

Para complementar mi entrenamiento de Maestro, volví a hacer el entrenamiento correspondiente con un segundo Maestro Reiki.

### ¿Cuánto tiempo llevas enseñando y con qué frecuencia enseñas?

Comencé a enseñar en 1998 y he estado enseñando varias veces al año desde entonces, más aún desde que abrí mi oficina y práctica el año 2002. Actualmente enseño los niveles 1 y 2 cuatro veces al año, el nivel 3 dos o tres veces al año, y el Nivel Maestro cuando tengo alumnos. Actualmente he entrenado alrededor de 12 Maestros Reiki.

## ¿Tendré la oportunidad de practicar durante el curso?

Durante todos los niveles que enseño, mis alumnos pueden practicar todas las técnicas, ya sean autotratamientos, dar y recibir un tratamiento o una técnica con otra persona o un grupo, o la iniciación.

Esto es importante, ya que puedo observar, ayudar y guiar según sea necesario. Muchas preguntas surgen de los estudiantes después de los tratamientos y las respuestas, explicaciones o discusiones subsiguientes son una fuente rica de aprendizaje.

He tenido algunos estudiantes novatos que se marean o se desmayan al dar un tratamiento por primera vez a un tercero o que se ponen muy calientes al canalizar la energía. Si no hay tiempo para prácticas durante el curso, el Maestro Reiki no puede responder a las inquietudes que aparezcan ni estar con el estudiante o el cliente en estos momentos, lo que puede ser una experiencia desagradable para el que da el tratamiento como para el que lo recibe.

## ¿Cuáles son los diferentes niveles en el método que enseñan?

En el método que enseño, hay cuatro niveles:

*Reiki 1*: tratándote a ti mismo ya los demás.

*Reiki 2*: se enseñan símbolos que aumentan el poder de curación y permiten la curación a distancia. También se enseña una variación del método llamado Reiki emocional/mental.

*Reiki 3*: Introducción del primer símbolo maestro y dos nuevas técnicas proporcionadas.

***Reiki Master/Profesor***: Master y nivel de enseñanza.

En cada uno de los niveles, reviso los principios de Reiki y cualquier cosa de los otros niveles que no esté clara, también doy tiempo para que los estudiantes compartan su experiencia del curso anterior, los tratamientos administrados y su práctica actual.

### ¿Cuántas horas de enseñanza implican cada nivel?

La duración de mis cursos por lo general va más allá del mínimo requerido por la Asociación Canadiense de Reiki, con la cual estoy registrado como profesor.

### *Reiki 1*

La Asociación Canadiense de Reiki requiere un mínimo de ocho horas para el nivel 1. Enseño este nivel de diez a doce horas, generalmente en una tarde y un día. Creo que este tiempo es necesario para una exposición por primera vez a la energía y una mejor integración de lo que se aprende. La noche ofrece tiempo de integración.

### *Reiki 2*

La Asociación Canadiense de Reiki requiere un mínimo de ocho horas para el nivel 2. También enseño este nivel en un día de ocho horas.

### *Reiki 3*

La Asociación Canadiense de Reiki requiere un mínimo de ocho horas para el nivel 3. Enseño este nivel en un mínimo de ocho horas, incluida la enseñanza principal, la tarea asignada y una reunión individual final con cada estudiante.

La tarea, que consiste en preguntas para reflexionar sobre los informes adicionales sobre dos de varios tratamientos en persona y a distancia, garantiza que el estudiante realmente realice tratamientos y permita una profundización de todo lo aprendido hasta esa fecha e inspira al estudiante a tomarse el tiempo para estudiar e informar sobre la experiencia de dar y recibir tratamientos.

Una vez que recibo las tareas, las reviso, hago comentarios y las devuelvo a los estudiantes. Solo emito el certificado en la última reunión individual con el estudiante durante la cual se aborda cualquier pregunta y se invita al estudiante a compartir la experiencia individual y el viaje de la auto-curación.

No todos los Maestros de Reiki proporcionan este seguimiento y orientación. Descubrí que a este nivel, esto es invalorable para el estudiante/practicante que ya está generalmente interesado en practicar Reiki más a menudo con otros o incluso profesionalmente.

### *Nivel de Maestro*

La enseñanza a nivel de Maestro/Profesor comienza con un poderoso ritual de sintonía y un nuevo símbolo. Más tarde, cuando el estudiante está listo, él o ella aprenderán a enseñar y sintonizar a los estudiantes de todos los niveles.

Algunos Maestros de Reiki ofrecen la capacitación durante un período de tiempo respaldado por tareas y reuniones regulares. Otros ofrecen la capacitación sin este apoyo, pero esperamos que estén disponibles para responder preguntas y brindar orientación cuando sea necesario.

Personalmente, requiero que una persona estudie conmigo durante un período de ocho meses a un año, comenzando con el ritual de iniciación y continuando asistiendo a mis clases como observadores; practicando el arte; y haciendo las lecturas, tareas e informes asociados asignados en seis de los treinta tratamientos que requiero que realicen durante ese período de tiempo.

201

Los estudiantes del nivel Máestro trabajan a su propio ritmo y se benefician del contacto continuo conmigo, respaldado por la revisión y los comentarios sobre los trabajos enviado. Esto asegura que los estudiantes integren las enseñanzas y puedan asistir a clases sin tener que enseñar o aprender el material. Luego están disponibles para asimilar lo que digo y observar cómo enseño sin presión.

Además, los entreno para comenzar su propia práctica y para que sepan cómo desarrollar su clientela. Se les exige que asistan y luego quizás lideren un Compartir Reiki (Reiki Share), que es una reunión de practicantes y recién llegados al Reiki para compartir experiencias, meditar, responder preguntas e intercambiar tratamientos.

La capacitación se completa cuando estoy convencido de que han cumplido con todos los requisitos; han integrado el corazón y el alma del método; y pueden recibir, acompañar, apoyar y guiar a los estudiantes potenciales a través de los diferentes niveles, desde principiante hasta Maestro/Profesor. Entonces puedo estar seguro de que transmitirán fielmente el aprendizaje a sus propios estudiantes con dedicación, corazón y experiencia.

Lo anterior se adapta a las necesidades individuales según sea necesario.

**¿Cuántas iniciaciones hay en cada nivel?**

**Reiki 1:** Este nivel incluye cuatro rituales de iniciación.

**Reiki 2:** Este nivel incluye dos rituales de iniciación, con tres símbolos.

**Reiki 3:** Este nivel incluye un ritual de iniciación, con un símbolo.

**Nivel maestro:** este nivel incluye dos rituales de iniciación, con un símbolo.

**¿Emites certificados para cada nivel?**

Emito certificados para cada nivel, firmando Maestro registrado con la Asociación Canadiense de Reiki.

**¿Es una buena idea y es posible cambiar Maestro Reiki de un nivel a otro?**

Actualmente permito que mis alumnos estudien con un maestro diferente y vuelvan conmigo en cualquier momento durante su entrenamiento. Esto le ofrece al estudiante la oportunidad de experimentar una perspectiva diferente del modo cómo cada Maestro ha integrado el método, lo enseña y lo vive.

Lo que es especialmente importante es que el estudiante tome el curso de un Maestro Reiki activo, con quien se sienta cómodo y que sea un buen modelo de vivir las enseñanzas y los principios.

Si cambias de Maestro Reiki, asegúrate de obtener un certificado para cada nivel que hayas tomado, ya que es muy probable que el nuevo Maestro te lo solicite antes de que acepte enseñarte en un nivel superior.

**¿Ofreces algún apoyo y seguimiento para tus estudiantes?**

Es importante que el Maestro esté disponible para responder las preguntas que puedan surgir mientras está integrando Reiki, especialmente durante las tres o cuatro semanas posteriores al curso.

Después de los niveles 1 y 2, permanezco disponible para las preguntas periódicas de los estudiantes a medida que integran las enseñanzas y la energía Reiki. Como se describió anteriormente, el nivel 3 y el nivel maestro permiten mucho tiempo de apoyo durante la capacitación.

Actualmente hago que mi oficina esté disponible para los Compartir Reiki que son lideradas por Reiki Masters que he entrenado, y asisto cuando estoy disponible.

**¿Eres miembro de una asociación de Reiki?**

Estoy registrado como Maestro/Maestro de Reiki en la Asociación Canadiense de Reiki <www.reiki.ca>.

# Anexo C – Linaje del Maestro Reiki Roland Bérard

MIKAO USUI

D$^r$ CHURIJO HAYASHI

HAWAYO TAKATA

IRIS ISHIKURO

D$^r$ ARTHUR ROBERTSON

ROGER FOISY

BERNARD GRENIER (CHETAN ASEEM)

ROLAND BÉRARD

## Anexo D – Recursos Reiki

Este apéndice presenta algunos de mis libros favoritos y parte de mi música favorita.

**Libros**

Reiki

Horan P. (1990). *Empowerment through Reiki: The path to personal and global transformation.* Twin Lakes, WI: Lotus Light Publications.

Este sigue siendo uno de mis libros favoritos en Reiki. Paula Horan hace un excelente trabajo al presentar este maravilloso arte curativo que tiene sus orígenes en el Tíbet.

Lübeck, W. (2014). *Reiki: El camino del corazón.* Malaga, Editorial Sirio.

Me encanta la forma en que Walter nos muestra cómo el Reiki está vinculado al corazón y cómo sugiere trabajar con nuestra relación con el Niño Interno.

Honervogt, T. (1998). *The power of Reiki: An ancient hands-on healing technique.* New York, NY: Owl Books- Henry Holt and Company.

Un libro bellamente ilustrado sobre Reiki que presenta lo esencial y cómo y sobre qué usar Reiki. Las ilustraciones son exquisitas. Solo mirando unas pocas páginas lo incitará a recogerlo y traerlo a casa.

Lübeck, W., Petter, F. A., & Rand, W. L. (2015). *El Espíritu de Reiki.* Uriel.

Estos tres maestros de Reiki profundizaron en la historia de Reiki y presentan mucha información interesante sobre cómo Reiki sigue siendo muy activo en Japón, así como algunos documentos originales de Usui y el Dr. Hayashi. Muestra que la historia tradicional de Reiki y su legado son algo diferentes de lo que fue informado y transmitido por Hawayo Takata.

Haberly, H. J. O. (1990). *Hawayo Takata's story*. Olney, MD: Archedigm Publications.

Un maravilloso y animado relato de la vida de esta gran Maestra de Reiki y su pasión por traer Reiki al mundo. Le debemos mucho por su devoción, pasión y coraje. Las palabras que recuerdo del libro son las que la Sra. Takata siempre decía: "Haz Reiki, haz Reiki, haz Reiki".

Campo de energia

Brennan, B. A. (2016) *Manos que curan : el libro guía de las curaciones espirituales*. Barcelona: Sa Martinez Roca.

Este libro es un clásico sobre el campo energético y la sanación energética. Barbara presenta el campo energético completo, los chakras, la caracterología (estrategias de defensa) y más. Se incluyen respuestas a muchas preguntas que tal vez te hayas estado preguntando.

Brennan, B. A. (2006) *Manos que curan 2 : hágase la luz*, (traducción Jordi Vidal; Thomas J. Schneider; Joan Tartaglia) Buenos Aires : Martinez Roca.

En este libro, Barbaraa presenta el campo de energía y el camino a la curación de una manera que es fácil de comprender y entender. Ella introduce las dimensiones de Hara y Core Star.

Judith, A. (2015). *Cuerpo de Oriente, Mente De Occidente* (Traducción Carlos, Ossés Torrón). Arkano Books.

Este libro es un tesoro. Judith describe todos los aspectos de los chakras y explica los aspectos físicos, emocionales, mentales, psicológicos y espirituales de los chakras. Ella detalla cómo la experiencia de la vida afecta a los chakras y qué significa cuando un chakra es funcional o disfuncional, está sobreutilizado (en exceso) o infrautilizado (en deficiencia). Ella da formas prácticas y significativas para sanar cada chakra. Este libro es una necesidad para cualquiera que trabaje con chakras o quiera entenderlos.

Dale, C. (2012) *Cuerpo sutil, El: Una enciclopedia sobre la anatomía energética* (traducción Carlos Ossés). Editorial Sirio.

Cindi hace un excelente trabajo al describir el campo de energía y muchos enfoques diferentes para la curación. Este es un gran libro de recursos.

Musica

**Canción de ballena de Reiki,** Kamal

Bellamente entretejido con canciones de ballenas, esto proporciona un ambiente relajante y nutricio para curaciones y masajes.

**Transformatión – Músic for massages,** Michael Benghiat

Música muy relajante para masajes.

**Crystal Silence I – The Silence Within,** Robert Haig Coxon

La suave repetición en este CD es meditativa, y me encanta usarla durante las curaciones.

**By Celtic Waters,** Ashmore/Willow Sanctuary

Otro CD que me encanta usar con hermosos sonidos de la naturaleza.

**Essence,** Deva Premal

Este es el CD clásico de Deva en el que canta un sagrado mantra en sánscrito. Realmente me encanta este CD, ya que crea un gran ambiente para las curaciones.

**Embrace,** Deva Premal

Otro CD de Deva que tiene maravillosas pistas de cantos y mantras.

**Healing Music of the Goddess Volumes 1 and 2,** Marjorie Valeri

Marjorie canalizó la música del arpa divina durante las canalizaciones de Heyon por Barbara Brennan. Un arpa angelical que es maravillosa para las sesiones de curación. Está disponible a través de su tienda en línea en www.barbarabrennan.com

**Reiki Hands of Light,** Deuter

Este CD tiene música excelente y ligera para elevar el espíritu. Lo uso mucho durante las curaciones e iniciaciones.

**Reiki Offering,** Shastro y Nadama

Otro CD que es ligero y maravilloso para curaciones.

## Anexo E – Investigación Reiki

Se está realizando una gran cantidad de investigaciones sobre Reiki para respaldar su efectividad y aumentar su credibilidad. Reiki ya se está aplicando ampliamente en hospitales y centros de salud.

Aquí hay algunos sitios web que apoyan y/o presentan investigaciones sobre Reiki.

### Center for Reiki Research
<www.centerforreikiresearch.org>

El Centro para la Investigación de Reiki, incluyendo Reiki en Hospitales, fue fundado por William Rand. Puede unirse al sitio web de forma gratuita y obtener acceso a la amplia información que se puede encontrar en el sitio.

### Reiki, Medicine and Self Care, Pamela Miles
<www.reikiinmedicine.org/medical-papers>

Numerosos artículos que apoyan Reiki se pueden encontrar en este sitio web.

### Reiki Council- <www.reikicouncil.org.uk>

Muchos estudios se citan en la página de Investigación.

### Reiki Australia- <www.reikiaustralia.com.au>

Este sitio web presenta la investigación de Reiki desde 1995 hasta 2011.

## Anexo F – Testimonios sobre ele uso del Reiki y la Jornada

En este anexo incluyo testimonios del camino a través del Reiki recorrido por algunos de mis estudiantes.

**Jean Beaulieu**

En los últimos años he recorrido un camino extraordinariamente nutricio de crecimiento personal. Aproximadamente un año antes de mi primera iniciación en Reiki atravesé por eventos muy intensos en mi vida que me llevaron a muchos descubrimientos acerca de mi mismo. Posteriormente tuve la intensa intuición de que tenía que iniciar algo nuevo en mi vida y por lo tanto decidí experimentar con el Reiki. Pedí una guía para encontrar un Maestro Reiki cuya energía y cuya ética fuera adecuada para mí. Así fue como encontré la página web de Roland y comencé mi viaje.

Durante la primera tarde del curso del nivel 1, me sentí tan lleno de una energía placentera y poderosa que experimenté la unidad con la Creación. Recuerdo que después del curso me detuve en un restaurante muy activo en el que la energía era muy caótica. Irradié energía Reiki y casi instantáneamente reinó la calma y la armonía en el lugar. Tuve la impresión de que la gente podía sentir la diferencia en su estado de ánimo.

Cuando llegué a casa, mi pareja sentía dolor de cabeza y puse mi mano sobre su espalda y sentí cómo fluía una ola de energía a través mío y luego en ella. Ella se sorprendió del poder de esta energía y logró aliviarse completamente de su dolor de cabeza y de espalda. Dándome a mí mismo un tratamiento de Reiki me dormí profundamente y tuve un descanso reparador. Cuando me desperté estaba completamente habitado con el Reiki y con una profunda sensación de bienestar.

Yo enviaba Reiki a todo mi alrededor. Durante la iniciación del primer nivel, sentí profundamente lo sagrado de este abordaje, la vibración de alta frecuencia de la Energía Universal y la fuerza vital que era tan placentero

214

experimentar. Ese fin de semana fue muy revelador y, para mi sorpresa, era solo el principio. Me explico.

Cada día me daba a mi mismo un tratamiento y sentía un beneficio enorme. Aplicaba Reiki a casi todo y podía ver claramente su impacto sobre las situaciones, los materiales y sobre las personas. En las noches, cuando acostaba a mi bebe, le daba un tratamiento de Reiki y me di cuenta de que se dormía más fácilmente y se llenaba de una sensación de bienestar. De hecho, desde hace dos años, le doy un tratamiento de Reiki todas las noches. Al verme practicar tanto el Reiki, mi hija mayor (de 6 años de edad) se da a sí misma un tratamiento Reiki todas las noches y le encanta ofrecer sus servicios cuando alguien no se siente bien. Lo hace muy bien y de manera eficiente.

La semana posterior a mi primer nivel, adquirí tres libros sobre Reiki y de inmediato me afilié a la Asociación Canadiense de Reiki. Mi objetivo era cumplir con los 24 estudios de casos en tres meses. Para mi sorpresa, hice 54 tratamientos en esos tres meses. Mientras más practicaba Reiki, más cosas me decía y me hacía sentir una guía acerca de lo que tenía que transformar en mí mismo y acerca del significado de mi vida. Sentí que me purificaba a mí tanto o más que a las personas a las que estaba dando tratamientos. Mis clientes experimentaban muchos beneficios y veían resultados. En mi primer año traté a unas 250 personas. De estas, un 90% sintieron beneficios directos y el otro 10% parecían sentir al menos una gran sensación de bienestar.

En la medida en que hice un seguimiento de la vida del 10% a quienes ofrecí un tratamiento a la distancia, pude ver cómo sus vidas fueron cambiando y observé cómo vivían experiencias que los hacían avanzar en su camino. Incluso entre ellos habían personas que no creían para nada en el Reiki como tratamiento, pero sus vidas se vieron totalmente transformadas. Posteriormente se abrieron a esta dimensión.

De modo que realmente puedo afirmar que ese no era sino el comienzo. Más allá de la hermosa sanación y transformación que ocurría con mis pacientes, como lo puedo atestiguar, lo que más me sorprendió y tocó fue la presencia del Reiki en mi propia vida interior; una presencia que me habló, me inspiró, me motivó y que a veces me "empujó". Percibí que resonaba conmigo y a veces pude ver esa energía revoloteando gentilmente alrededor mío.

Mi aventura en el Reiki progresó rápidamente y me llevó a toda suerte de autodescubrimientos. Cada vez que avanzaba otro nivel me sentía realmente preparado y me daba cuenta que mi alma estaba esperando ese evento. Nunca me imaginé que alcanzaría ese contacto tan profundo con los símbolos del nivel 2. Cada uno de los niveles ha sido motivo de inspiración para mí y ha activado una nueva luz en mi interior. Desde mi iniciación con los símbolos los sentí más como una energía de apoyo y de acompañamiento y no tanto como una "técnica" para ser aplicada. Lo percibía como energías o seres actuando por si solos. Creo que aún me queda mucho por descubrir en mi relación con los símbolos y que muchos dones me llegarán desde ellos.

Me siento muy feliz en mi camino. Este nuevo aliento de vida me ayudará a realizar mi misión, el trabajo de mi vida. Hoy en día me siento más como lo que soy, más presente, más en mi cuerpo y más inspirado. Siento que el Reiki está constantemente sintonizando mi ser y que me encuentro sólidamente situado en el camino de la transformación. Puedo ver esta ruta en mi vida cotidiana. Confío más en mi capacidad energética, estoy más abierto a la sanación y siento que todos los momentos son iluminadores, armonizadores y sanadores.

Gracias Roland por tu apoyo, tu propia evolución y tu intención. Estoy convencido que mi experiencia en Reiki no habría sido la misma si no hubiese recibido tu apoyo y tu amor, tu sentido ético de la energía, tu manera de mantener sencillo tu trabajo y de trabajar con las frecuencias, tu maestría para el arraigamiento y para el alineamiento Hara, tu presencia amorosa, tu sentido de lo sagrado, tu amor por el Reiki y por la energía, tu atención continua para mantenernos presentes a todos. Estoy seguro que todo eso me permitió tener las más divinas experiencias. El Maestro Reiki en ti es mi inspiración y mi guía. Eres un modelo excelente como facilitador de la sanación y para la sabiduría que quiero multiplicar iniciando yo mismo a otros.

Gracias, gracias, gracias.

*Jean Beaulieu*

**Dimitra Panaritis**

El Reiki trae beneficios para mi cuerpo, mi alma y para el medio ambiente.

El Reiki siempre me transforma. Después de cada sesión, mi mundo externo seguirá siendo el mismo pero mi visión será diferente. .Me siento feliz y en un estado de gracia simplemente porque soy.

El Reiki me enseña cómo soltar los apegos las expectativas y las respuestas.

El Reiki me permite experimentar la perfección de la Unidad en el Universo.

El Reiki instila paz, amor, gozo, pasión, seguridad interior y la fé de que todo es perfecto tal y como es.

El Reiki me sana y permite que mi Verdadero Yo se revele.

Roland, muchas gracias por tu guía, por tu bondad y por tu generosidad que sembraron en mi el coraje para llevar mi práctica a otro nivel.

Infinitamente agradecida.

Amorosamente

*Dimitra Panaritis*

## Bárbara Plascencia

### Nivel 1

El nivel 1 del Reiki Usui fue para mi una experiencia muy intensa. Cuando por primera vez escuché a alguien hablar del uso del Reiki fue en un caso en que se usaba para tratar a una persona con cáncer. Yo había estado hospitalizado un par de veces entre 2002 y 2003. Los médicos no podían diagnosticar cual era mi problema. Primero pensaron que era el apéndice y me lo extrajeron, pero el dolor reincidió. Después de muchas opiniones diferentes, un médico me dijo finalmente que era estrés. Yo pensaba que era casi imposible que estuviese estresado. Amaba todo en mi vida y no me consideraba estresado. El Dr. A.M. sugirió que tomara unas pastillas para controlar el dolor, pero cuando las tomaba no sentía que tuvieran ningún efecto.

Por alguna razón me venía a la mente insistentemente esta técnica llamada Reiki y obedeciendo a mi impulso decidí tomar un curso. Tenía solo 19 años de edad. Cuando recibí mi primera clase me di cuenta que había personas de todo tipo motivadas para tomar el curso por razones muy diferentes, y no todas estaban enfermas como yo. Algunas personas buscaban sumar la técnica como parte de su trabajo en masajes, otros buscaban procesar y manejar la pérdida de algún ser amado y otros estaban siguiendo alguna suerte de camino espiritual. Me impresionaba ver a tantas personas reunidas en una misma habitación para aprender algo que yo casi no conocía.

Durante la primera sintonización no podía dejar de llorar. Comencé a pensar acerca de mi vida y de mi relación con mi padre. Me di cuenta de que había llegado el momento de perdonarlo por todo aquello en lo que me había herido. Sentía mucho resentimiento por no haber estado suficientemente presente; sin embargo, por alguna razón, yo nunca había estado realmente dispuesto a estar con él. No podía entender

219

porqué esos pensamientos venían a mi cabeza. Yo había venido para sanar un dolor en mi estómago.

Cuando llegó el momento de practicar tratamientos, comencé a ver imágenes de un hospital y de una persona diciendo adiós; la mujer a quien yo le estaba dando un tratamiento estaba tratando de superar la muerte de su esposo y todo lo que yo describía tenía mucho sentido para ella. Cuando ella intercambió conmigo el tratamiento, el Maestro Reiki pasó al costado de la mesa y puso sus manos sobre mi estómago y el dolor desapareció casi instantáneamente.

No podía entender porqué ocurría esto. A veces me digo a mi mismo que esta historia no tiene ningún sentido, pero así fue como ocurrió. Después de mi clase seguí usando el Reiki para trabajar conmigo mismo y con el tiempo aprendí que la sanación espontánea no puede ocurrir simplemente cuando uno quiere y que el Reiki es mas bien un complemento de la medicina tradicional.

## Nivel 2

El nivel 2 del Reiki Usui me encontró en una etapa muy especial de mi vida. Había estado en Canadá viviendo un par de meses y había decidido continuar mi aprendizaje. Recuerdo que a mi primo le habían diagnosticado algún tipo de cáncer y él tenía solo 17 años de edad. Le pregunté si podía darle un tratamiento curativo a distancia. Yo vivía muy lejos y sabía muy poco acerca de su vida y sobre los otros tratamientos que estaba recibiendo, pero recuerdo que mi familia en México tenía problemas para encontrar una solución. Luego del tratamiento Reiki se encontró una solución y el cáncer ya no está ahí; mi primo está vivo y bien. ¿Fue el Reiki o no? Nunca lo sabré. Todo lo que sé es que luego del tratamiento algo se abrió para encontrar una solución.

## Nivel 3

Cuando llegué al Nivel 3 del Reiki Usui, me encontraba haciendo frente a muchas de las alternativas que tenía frente a mi cuando tenía 19 años de edad. El nivel 3 del Reiki era un nivel de crecimiento personal y de apertura. Compartí mucho más el Reiki y me sentía mucho más cómodo con el camino que estaba siguiendo. No tenía idea de que iba a seguir al nivel 4, pero un año después lo hice.

## Nivel Maestro

El Nivel Maestro fue muy desafiante para mí. Tenía que compartir mi historia y mi jornada con otros de una manera más seria. Aprendí qué cosa era el campo electromagnético y el impacto que puede tener sobre las personas. Me di cuenta que no se podía tomar a la ligera el devenir un Maestro Reiki ya que uno tienen la responsabilidad de transmitir una técnica muy importante a los que son llamados para aprenderla. Pensé que estaba tomando el nivel Maestro solamente para honrar la tradición que me había sanado, pero resultó que había alcanzado ese nivel porque sin saberlo estaba listo para compartir la Energía Universal del Amor del Reiki. Quisiera poder explicar lo que me ocurrió en este nivel, pero honestamente no tengo palabras. El Reiki es una técnica sorprendente que definitivamente labora en todos los niveles de tu vida y por más que trates de entenderlo, tu experiencia es lo único que realmente puede explicar lo que es.

## General

La integración del Reiki en mi vida ha abierto para mí la exploración de reinos con los que nunca me imaginé podría estar en contacto. He tenido la oportunidad de conocer personas increíbles y he logrado que muchos de mis sueños se hagan realidad. Sé que muchas personas alcanzan sus sueños sin usar el Reiki pero en mi caso la mayoría de mis más profundos deseos fueron logrados a través del uso del Reiki.

He usado el Reiki para encontrar objetos perdidos, para apoyar mi salud y a veces para pedir buenas notas y para lograr alcanzar la sabiduría que me permita lograrlas. El Reiki ha sido una herramienta sorprendente que funciona, creas o no en ella.

*Bárbara Plascencia*

**Karine Lapointe**

Muchas veces nos preguntamos "¿Cuál es el verdadero significado de la vida?, ¿Por qué existimos? Tratamos de entender el sentido de la injusticia, del malestar, de las enfermedades… Mi madre estuvo enferma durante toda mi infancia y aún sufre de fibromialgia. ¿Por qué tenía que sufrir ella y otros no?

El Reiki me vino como una revelación mientras ponderaba esas preguntas y mientras pensaba acerca de mi deseo de ayudar a las personas que amo. Con esta breve iniciación, ya podía aliviar el sufrimiento de mi madre. De esta manera podía retribuirle el amor que ella me ha dado. Podía ser la manera de darle las gracias. Tomé el curso entonces con el fin de ayudar a los demás. También quería encontrar el verdadero camino de mi vida, mi rol en este planeta.

Todo estaba por cambiar. Nunca sospeché que el Reiki sería el regalo más maravilloso que podía brindarme a mí mismo. No sabía que al querer crear bienestar para otros sería el primero en salir beneficiado. Cuando la vida es una neblina impregnada de dudas, nos situamos en el esfuerzo por encontrarle sentido. ¿Cuál es mi camino? No me daba cuenta de que me alejaba de este y no avanzaba porque quería hacer todo al mismo tiempo.

El Reiki es como un faro que ilumina el camino a distancia. Al comienzo, fueron las iniciaciones y el período de purificación de 21 días. Me daba Reiki a mí misma cada día; me sentía más y más relajada. Logré una mayor claridad acerca de temas existenciales. Limpiaba los bloqueos emocionales y el dolor reprimido que surgieron de experiencias difíciles en mi vida. Lloré mucho, aunque nunca antes había llorado. Entendí que este período de purificación era una vasta limpieza de mi ser. En la vida tenemos la tendencia a cuidar nuestro lado físico, pero olvidamos lo mental, olvidamos el alma. Ahora siento que todos mis bloqueos se expresaron en mis brotes de llanto. Era difícil entenderlo cuando estaba ocurriendo, pero después me sentí muy bien.

Ahora me siento más liviana. Me siento abierta y feliz. Entiendo mejor a mi cuerpo y ahora sé que debo escucharlo cuando me manda mensajes. Comprendo mejor mi voz interior y confío más en mi intuición.

El Reiki nos permite conectarnos con nuestro yo interior. Durante mucho tiempo me he negado a escuchar los mensajes de mi intuición y de mi cuerpo y me perdí. Ahora escucho y recupero mi confianza y mis habilidades. También ayudo a los que están cerca para que encuentren su camino y recuperen su bienestar a través de mis tratamientos.

Desde mis iniciaciones en el Reiki me siento conectado con mi cuerpo y con mi espiritualidad. Esto me ha llevado a meditar y a darle sentido a mi vida. He tenido muchos encuentros extraordinarios con otras personas. He avanzado gracias a una serie de eventos. He llegado a conocer a personas que me han dado respuestas a mis preguntas y me he dado cuenta que no es por azar. Estamos todos conectados y he aprendido a formular preguntas concretas a la vida. Todo lo que pido se manifiesta. Eso me permite creer en mi capacidad para cambiar las cosas y para ser una mejor persona.

Ahora me toca a mí dar bienestar a otros. Quiero agradecer a Roland Bérard por haberme iniciado en el Reiki y a todos los que laboran por traer luz al mundo de lo oscuro para despertar al planeta. Ha cambiado mi vida y ahora todo cobra sentido.

Muchas veces nos preguntamos "¿Cuál es el verdadero significado de la vida?, ¿Por qué existimos? Tratamos de entender el sentido de la injusticia, del malestar, de las enfermedades... Mi madre estuvo enferma durante toda mi infancia y aún sufre de fibromialgia. ¿Por qué tenía que sufrir ella y otros no?

El Reiki me vino como una revelación mientras ponderaba esas preguntas y mientras pensaba acerca de mi deseo de ayudar a las personas que amo. Con esta breve iniciación, ya podía aliviar el sufrimiento de mi madre. De esta manera podía retribuirle el amor que ella me ha dado. Podía ser la manera de darle las gracias. Tomé el curso entonces con el fin de ayudar a los demás. También quería encontrar el verdadero camino de mi vida, mi rol en este planeta.

Todo estaba por cambiar. Nunca sospeché que el Reiki sería el regalo más maravilloso que podía brindarme a mí mismo. No sabía que al querer crear bienestar para otros sería el primero en salir beneficiado. Cuando la vida es una neblina impregnada de dudas, nos situamos en el esfuerzo por encontrarle sentido. ¿Cuál es mi camino? No me daba cuenta de que me alejaba de este y no avanzaba porque quería hacer todo al mismo tiempo.

El Reiki es como un faro que ilumina el camino a distancia. Al comienzo, fueron las iniciaciones y el período de purificación de 21 días. Me daba Reiki a mí misma cada día; me sentía más y más relajada. Logré una mayor claridad acerca de temas existenciales. Limpiaba los bloqueos emocionales y el dolor reprimido que surgieron de experiencias difíciles en mi vida. Lloré mucho, aunque nunca antes había llorado. Entendí que este período de purificación era una vasta limpieza de mi ser. En la vida tenemos la tendencia a cuidar nuestro lado físico, pero olvidamos lo mental, olvidamos el alma. Ahora siento que todos mis bloqueos se expresaron en mis brotes de llanto. Era difícil entenderlo cuando estaba ocurriendo, pero después me sentí muy bien.

Ahora me siento más liviana. Me siento abierta y feliz. Entiendo mejor a mi cuerpo y ahora sé que debo escucharlo cuando me manda mensajes. Comprendo mejor mi voz interior y confío más en mi intuición.

El Reiki nos permite conectarnos con nuestro yo interior. Durante mucho tiempo me he negado a escuchar los mensajes de mi intuición y de mi cuerpo y me perdí. Ahora escucho y recupero mi confianza y mis habilidades. También ayudo a los que están cerca para que encuentren su camino y recuperen su bienestar a través de mis tratamientos.

Desde mis iniciaciones en el Reiki me siento conectado con mi cuerpo y con mi espiritualidad. Esto me ha llevado a meditar y a darle sentido a mi vida. He tenido muchos encuentros extraordinarios con otras personas. He avanzado gracias a una serie de eventos. He llegado a conocer a personas que me han dado respuestas a mis preguntas y me he dado cuenta que no es por azar. Estamos todos conectados y he aprendido a formular preguntas concretas a la vida. Todo lo que pido se manifiesta. Eso me permite creer en mi capacidad para cambiar las cosas y para ser una mejor persona.

Ahora me toca a mí dar bienestar a otros. Quiero agradecer a Roland Bérard por haberme iniciado en el Reiki y a todos los que laboran por traer luz al mundo de lo oscuro para despertar al planeta. Ha cambiado mi vida y ahora todo cobra sentido.

*Karine Lapointe*

## Taline Bedakelian

Antes de tomar mi primer curso de Reiki era una persona constantemente insatisfecha e infeliz. Siempre estaba en búsqueda de lo que no conocía. Sentía que tenía una misión, pero no sabía cuál y sentía presión porque percibía que el tiempo pasaba y aún no hacía lo que se suponía tenía que hacer.

Siempre tuve la habilidad para saber intuitivamente qué es lo que las personas sentían pero no sabía cómo integrar esta habilidad en mi vida. Lo que hice fue acallarla porque no me servía mucho que digamos. Sufría de mucho dolor interior y no sabía qué hacer con eso. No era siquiera consciente del origen de mi sufrimiento y dolor.

El Reiki 1 fue literalmente enviado por Dios a mi vida. En el momento mismo en que fui iniciado sentí que finalmente había encontrado lo que desde hacía mucho tiempo buscaba. Sentí que mis hombros soltaban todo el sufrimiento y dolor y que podía ver pasé en mi vida y mis experiencias a través de un cristal muy limpio. Sentí que ya no estaba solo y que los brazos más cálidos y amorosos me sostenían. Sentí que venían hacia mí el apoyo y el amor. Definitivamente, el Reiki 1 me llevó a un lugar de paz, amor, gozo y armonía.

El Reiki 2 fue un poco más desafiante. Despertó la frustración y el descontento en mi alma. Inició mi jornada hacia la visión interior y me llevó a descubrir quién era yo y cuáles eran mis temas. Provocó un caos y me forzó a hacer cambios en ciertas situaciones de mi vida que ya no servían para mi crecimiento. Me llevó a cuestionar algunas creencias que me habían acompañado toda la vida.

El Reiki 3 trajo más paz a mi vida mientras al mismo tiempo yo continuaba con mi limpieza interior. Ahora soy un individuo mucho más consciente de mi mismo. Estoy comenzando a ver cuáles son mis problemas, por qué estaban ahí y de dónde venían. El caos y la limpieza interior siguen un ritmo más acelerado y los resuelvo más rápidamente. Estoy aprendiendo a sostener mi paz independientemente de lo que ocurra. Estoy aprendiendo a amarme a mí mismo y a tenerme más compasión. Estoy recordando eventos muy tempranos de mi infancia que han estado bloqueados por décadas. Es un período muy desafiante, sin embargo mi evolución ha dado saltos enormes en el último año y medio.

Esto no quiere decir que ha sido fácil. Por el contrario, me ha hecho pedir ayuda a fin de ordenar y limpiar una gran parte de mi dolor interior. También me he dado cuenta que necesito limpiarme a mí mismo para poder tener espacio para el amor, compasión y energía que tanto se necesita de mí. Cada vez que hago mi limpieza y abro más espacio para la energía, aumenta mi capacidad para ayudar a otros y puedo canalizar un nivel más elevado de vibración.

*Taline Bedakelian*

## Anexo G: Terapias Efectivas y Herramientas de Transformación

En la primera parte de este anexo, muestro algunas de las modalidades de aproximación terapéutica que he estudiado y experimentado personalmente y que creo son efectivas para el desarrollo y transformación personal de uno mismo en el camino de la sanación.

Más adelante delinearé brevemente algunas otras formas de abordaje a las que he sido llevado para experimentar, para leer extensamente o que he estudiado parcialmente.

Todas han ejercido una influencia sobre el modo como trabajo con mis clientes.

En esencia, todas las terapias que presento se aprenden vivencialmente ya que uno integra el material trabajando a través de su propio proceso en la medida en que las aprende.

En mi práctica he estudiado e integrado a mi práctica las siguientes:

- Grado de Maestro Reiki en 1997

- Brennan Healing Science (Ciencia de Sanación Brennan) Diploma del Programa de cuatro años en el 2002 y estudios avanzados en el Entrenamiento de Maestros en el 2005

- Hakomi, Terapeuta desde 2005 y Entrenador en 2005

- Técnica de Libertad Emocional (Emotional Freedom Tecnique) acerca de la cual cuento con el diploma básico original (2003) y el avanzado (2004), certificados emitidos por Gary Craig en la etapa inicial y que ahora han sido remplazados el Certificado de Entrenamiento que yo no seguí.

- ThetaHealing cursos básico y avanzado en el 2002

- Psicoeducación Somática y terapia fascial (Danis Bois).

- Core Energetics. Diploma del Programa de cuatro años en el 2014

Los abordajes que aquí describo serán ciertamente interesantes para cualquier practicante que quiera profundizar su proceso personal y su entrenamiento profesional.

## ¿Qué es una terapia efectiva?

Todos tienen una puerta diferente para su sanación. No existe una terapia mágica que funciona para todos, Además, una puerta puede ser la apropiada en un cierto momento pero en otro la apropiada podría ser muy diferente.

Muchas cosas han cambiado desde que el trabajo de Freud introdujo la terapia en el mundo moderno. La terapia analítica verbal ha evolucionado en muchas direcciones diferentes que ahora incluyen la conexión cuerpo/mente.

Mi experiencia personal me dice que las terapias que incluyen la conexión mente/cuerpo junto con la perspectiva de la energía y de lo espiritual son más rápidas, son más efectivas y tienen resultados más duraderos porque pasan al lado de la mente racional para llegar a los espacios del cuerpo en los que las emociones están almacenadas y atrapadas, y el cuerpo no miente.

Puedo pasarme el día explicándote cómo se siente el sabor de una fresa jugosa, pero si nunca has probado una no podré transmitirte su verdadero sabor. La única manera es que tengas la experiencia. Ocurre lo mismo con las imágenes y creencias que causan sufrimiento. No te puedo convencer de que no tienes que lograr tus cosas solo y que hay ayudas disponibles para ti, si tienes la creencia de que no hay nadie para ayudarte y crees que nunca lo habrá. La única manera de transformar esa creencia es permitiéndote tener la experiencia de dejar que alguien te ayude.

Una vez que hayas tenido una experiencia de algo, no puedes negar esa experiencia. Esto abre nuevas posibilidades al ser, y cuando estas experiencias se repiten puede ocurrir un cambio y perdurar.

Las terapias centradas en el cuerpo hacen uso de la conexión mente/cuerpo para poder acceder al material nuclear. Los gestos, la postura, el lenguaje corporal, las tensiones musculares y los patrones de desarrollo, tono de voz, movimiento de los ojos, son algunas de las muchas maneras como el cuerpo puede ser un indicador de las imágenes y creencias que tienes acerca del mundo.

El trabajo con la energía desatorará algunos espacios en el campo energético y llevará a experiencias más armoniosas. El trabajo centrado en el cuerpo liberará bloqueos y emociones atrapadas de tal manera que puedan ser sentidas y se pueda trabajar con ellas de un modo curativo. Lo primero es hacer consciente lo que uno no ha podido ver y esa es la clave para las jornadas sanadoras que transforman la experiencia y hacen que la vida sea más nutricia y placentera.

La combinación del trabajo energético, el trabajo centrado en el cuerpo y el despertar de la consciencia, nos da un conjunto de herramientas poderoso y rápido para la transformación cuando se cuenta con la colaboración de un terapeuta competente y cuando el cliente quiere y está dispuesto a explorar sus emociones reprimidas, sus creencias e imágenes. Este trabajo necesita una intención clara, coraje, determinación y tiempo, pero da resultados.

Sin embargo, hay momentos en que se requiere hablar para encontrar el sentido de lo que ha surgido. Es más fácil soltar la ira o la resistencia asociada a una experiencia si uno puede encontrar sentido a esa experiencia; solo de esa manera puede ocurrir el perdón. Así se abre el camino para la transformación de las creencias e imágenes. El camino para encontrar el sentido y para reformular la experiencia pasa muchas veces por la mente racional. Por ello el hablar, razonar y racionalizar ocupan un espacio valioso en la terapia holística, siempre y cuando ese no sea la ruta principal ni la única opción que se ofrece.

Espero que en la medida que continúen su camino, se den el tiempo para explorar algunos de estos abordajes para su propio desarrollo personal, para acceder a su gozo y su pasión en formas que nunca se imaginaron que serían posibles.

## Terapias y herramientas que he estudiado

## o que actualmente practico

## La Ciencia de Sanación Brennan (Brennan Healing Science)

El Método

La Ciencia de Sanación Brennan se enseña en un curso de cuatro años en el Barbara Brennan School of Healing. Es un programa intensivo que enseña cómo facilitar la sanación trabajando en las cuatro dimensiones de Campo Energético Humano: el físico, el aura (chakras y cuerpos energéticos), el Hara (el nivel de intención) y el Núcleo Estrella (Core Star) o nivel de esencia pura.

El *curriculum* básico de la escuela incluye aproximadamente sesenta técnicas para trabajar en esas cuatro dimensiones así como el llamado High Sense Perception, (HSP Percepción de Alto Nivel del campo energético), consciencia celular, desarrollo personal a través de las destrezas del despertar psicoespiritual consciente y la práctica profesional. También incluye cursos acerca de cómo puede uno hacer puentes entre este trabajo y la profesión médica tradicional, así como con la comunidad de las medicinas alternativas y complementarias (CAM).

El *curriculum* se enriquece cada año con una ceremonia de proyectos artísticos, un proyecto anual de graduación y la presentación de un estudio de caso.

El crecimiento del estudiante recibe apoyo durante los cuatro años a través de terapia individual y de grupo, así como de un seguimiento continuo y la asesoría del mentor del personal docente. Quien gradúa en como practicante en el Brennan School of Healing está por lo tanto habilitado para mantener un contacto profundo consigo mismo y con el otro, para facilitar el proceso de sanación del cliente.

Este programa recibe reconocimiento del Estado de Florida como bachiller en ciencias energéticas de sanación

(Bachelor in Energetic Healing Science) y la escuela está buscando ser acreditada en todos los estados de los Estados Unidos de Norteamérica (EEUU).

Barbara abrió su escuela en 1982 y actualmente dirige una escuela en los EEUU.

Barbara tiene una base científica sólida, trabajó como físico en la NASA y ha hecho un extenso trabajo de desarrollo personal. Ella es Terapeuta en Core Energetics y Asistente en Pathwork y ha hecho un doctorado en física y en teología.

Como muchas veces me piden que haga una comparación entre el trabajo con Reiki y con la ciencia de sanación Brennam, escribí un artículo que presenta las diferencias y similitudes entra ambos abordajes y lo pueden encontrar en esta dirección virtual:

<www.rolandberard.com> en Resources/MyArticles

¿Cómo integro este método en mi trabajo?

El trabajo con la energía (la combinación de la práctica con Reiki y Brennan Healing Science) es el fundamento de mi práctica.

Cada vez que veo a un cliente, hago una lectura de su campo energético y hago un seguimiento de éste, de sesión en sesión.

A no ser que el cliente explícitamente me pida no hacer un trabajo con la energía, voy a incluirla habitualmente en la forma de un balance energético en la primera sesión a fin de abrir el campo e iniciar el flujo de energía ahí donde previamente fue bloqueado.

En las sesiones siguientes, uso el trabajo energético en tanto se requiera, pero siempre hay una transmisión de energía debido al modo como he aprendido a preparar mi propio campo de energía y a contenerlo cuando estoy atendiendo clientes. El campo de energía de mi cliente se ajustará al mío por inducción, ahí donde mi campo es más armonioso.

Al hacer un seguimiento del campo energético con el Chakra Charting Method© (Método de Mapeo de Chakras) que diseñé se puede contar con una ayuda visual para seguir el proceso y ver así donde está abierto el campo y donde necesita apoyo.

Libros

Brennan, B. A. (2016) *Manos que curan : el libro guía de las curaciones espirituales.* Barcelona : Sa Martinez Roca.

En el clásico que fué su primer libro Barbara Brennam nos presenta el aura o campo energético, formado por cuerpos energéticos y chakras. Describe las muchas formas como la enfermedad se origina en el campo áurico antes de manifestarse en la realidad física y cómo puede ser sanado trabajando a través del campo energético.

Brennan, B. A. (2006) *Manos que curan 2 : hágase la luz*, (traducción Jordi Vidal; Thomas J. Schneider; Joan Tartaglia) Buenos Aires : Martinez Roca.

En su segundo libro Barbara introduce las dimensiones Hara y Core Star, los varios aspectos y fases del viaje de sanación y las interacciones de y en campo energético humano en las relaciones.

Brennan, B. A. (2018) *Core Light Healing: My Personal Journey and Advanced Healing Concepts for Creating the Life You Long to Live*, Hay House Inc.

Hay House Inc.Brennan, B. (1999). *Seeds of the spirit.* Barbara Brennan Inc.

Esta es una serie que contiene la canalización de la guía Heyoan de Barbara durante el año de estudios. Hay un libro para cada año de escolaridad, durante el cual los tópicos del momento son examinados por Heyoan.

Estas canalizaciones han sido editadas en prosa para que sean más fáciles de leer.

<u>Página web</u>

**BBSH, Barbara Brennan School of Healing**

## Hakomi

El Método

Donna Martin entrenadora en Hakomi, dice "Hakomi es un método vivencial de autodescubrimiento asistido que usa pequeños experimentos en un estado de consciencia plena a fin de descubrir cómo es que uno organiza su experiencia a través de hábitos, actitudes inconscientes y creencias.

En tal sentido, Hakomi es un verdadero método de Introvisión (InSight), de valor terapéutico cuando se usa para apoyar los temas curativos propios o de otras personas. Hakomi es también muy efectivo en muchas situaciones no terapéuticas que involucran relaciones humanas, desde la enseñanza, el servicio al cliente y el trabajo asistencial, pasando por la paternidad o maternidad."

En el método Hakomi nosotros:

- Usamos el estado de consciencia plena para crear un espacio interior desde donde uno puede observar lo que está presente.

- Adoptamos una actitud experimental.

- Nos focalizamos en la experiencia del momento presente. Nos interesa más la persona que relata su historia que la persona misma y no nos focalizamos en el pasado ni en el futuro sino en lo que está ocurriendo en el momento.

- Nos dirigimos hacia la creación de experiencias nutricias que transformen las creencias limitantes, los hábitos y las imágenes que pueden haber llevado a la experiencia faltante en la que no se permitió que la experiencia nutricia llegue.

239

Hakomi se basa en cinco principios:

Consciencia plena: el observador no juzgante de lo que está presente en el momento.

Integración mente cuerpo: el hecho de que todo lo que está en el cuerpo está relacionado con lo que ocurre en la mente y viceversa.

No violencia: el foco no se sitúa nunca en forzar la ruptura de bloqueos, miedos o resistencias, sino en el apoyo para que puedan ser vistos o escuchados, reconocidos, comprendidos y disueltos mientras se les contiene de una manera amorosa como autodescubrimiento.

Organicidad: el hecho de que la curación es un proceso espontáneo que es orgánico por naturaleza, y el hecho de que el cliente cuenta con todos los recursos en su interior y que estos surgirán cuando creemos las condiciones para que el inconsciente pueda ser invitado y pueda sentirse lo suficientemente seguro para manifestarse, para cooperar y en realidad para liderar el proceso curativo.

Unicidad: en el sentido en el que todos estamos relacionados y que todo lo que hacemos afecta a los demás que están alrededor nuestro.

El rol del terapeuta Hakomi es el de escuchar y seguir, más que hablar y y dirigir y lo hace siguiendo estrechamente la experiencia presente en el momento, y lo hace en un estado de presencia amorosa, destreza clave que se enseña en Hakomi.

Cuando se han dado las condiciones que acabo de describir el método Hakomi resulta una ruta muy directa y muy rápida al inconsciente y es una terapia muy efectiva para el desarrollo personal. Hakomi fue creado por el finado Ron Kurtz quien recibió una gran influencia de la Bioenergética, de Feldenkrais, de la escuela Gestalt, del budismo y del Tao

Te Ching entre otros. El uso de la conciencia plena (mindfulness) y la técnica de "hacerse cargo" son dos de los acercamientos innovadores a la terapia creados por Ron Kurtz.

Los elementos básicos de la terapia Hakomi se aprenden en varios formatos de un programa de 2 años después del cual el estudiante recibe un certificado de Terapeuta Hakomi, una vez demostrada su competencia frente a dos entrenadores.

El metodo Hakomi ha sido enseñado ampliamente en el Instituto Hakomi y en muchos países desde 1970. El método refinado de autodescubrimiento asistido fue posteriormente desarrollado por Ron Kurtz. Este método refinado es enseñado por la Red Educativa Hakomi de entrenadores y maestros.

Cómo integró este método a mi trabajo

Hakomi está totalmente integrado a mi trabajo. Trato de hacer todo al "estilo Hakomi" y lo uso como parte de todas mis sesiones con mis clientes. Este método me ha enseñado a confiar en la organicidad y en la espontaneidad del proceso curativo y a seguir al cliente en lugar de conducirlo ni dirigir la sesión. Me ha enseñado a hacer un seguimiento de la experiencia presente y a contactarla de tal manera que el cliente pueda ver y sentir que estoy realmente presente y haciendo un seguimiento de lo que ocurre. Me enseñó a practicar el alimento espiritual y a apoyar las defensas en lugar de tratar de romperlas.

Lo más importante para mí es que Hakomí me ha ayudado a dejar de lado el "HACER" un trabajo curativo para más bien "SER" una persona al lado de mi cliente. Lo que necesita ocurrir entonces emerge sin esfuerzo la mayor parte del tiempo y la sanación ocurre de manera más rápida y más orgánica.

Esta es la razón por la cual ahora yo me refiero a mí mismo como un facilitador-sanador en lugar de llamarme a mí mismo terapeuta energético.

Libros

Kurtz, R. S. (1990). *Body-centered psychotherapy: The Hakomi Method.* Mondocino, CA: LifeRhythm.

Este es el libro original de Ron acerca del método y contiene todos los elementos de la forma inicial de su trabajo, gran parte de lo cual sigue siendo muy relevante.

Kurtz, R. S. (2018). *The Hakomi Way*.

Este reciente libro nos muestra cómo Ron Kurtz ha evolucionado y refinado su método que ahora llama el Método Refinado.

Johanson, G., & Kurtz, R. S. (1998). *Revelación de la Gracia,* Cuatro Vientos.

Este magnífico libro demuestra cómo Hakomi es el Tao Te Ching de la psicoterapia.

Fisher, R. (2002). *Experiential Hakomi, with couples: A guide for the creative pragmatist.* Phoenix, AZ: Zeig, Tucker and Theisen Inc.

Este libro hace un enorme trabajo mostrándonos cómo puede usarse el método Hakomi para la terapia de parejas y cómo la presencia amorosa, la plenitud de consciencia, la actitud experimental y la orientación hacia el alimento emocional y espiritual de maneras no violentas funcionará profunda y rápidamente para sanar las heridas y para mejorar la dinámica en las relaciones de pareja.

Martin, D. (2019). *Mindfulness en el cuerpo: el espíritu de Hakomi – La psicoterapia como práctica espiritual.* Editorial Elefttheria.

Martin, D. E. (2019). *The Practice of Loving Presence: a Mindful Guide to Open-hearted Relating*, Port Perry, ON: Stone's Throw Publications.

Barstow, C. (2007). *Right use of power: The heart of ethics.* Boulder, CO: Many Realms Publishing.

Este libro te hará recorrer los numerosos aspectos del poder y el modo como usarlo en tu vida y en tu práctica, si eres terapeuta. Cedar Barstow es desde hace tiempo un entrenador en Hakomi y aplica la teoría y la práctica Hakomi en este su libro, explicando cómo el no usar el poder puede ser tan negativo como su uso excesivo.

Ogdon, P. Minton, K., & Pain, C. (2006). (2011). *El trauma y el cuerpo : un modelo sensoriomotriz de psicoterapia.* Bilbao : Desclée de Brouwer.

Este es un libro realmente valioso sobre el trauma e introduce la perspectiva sensorial-motora desarrollada por Pat Ogden. Incluye un capítulo sobre el modo como puede usarse Hakomi en esa perspectiva. Ella ha seguido un entrenamiento en Hakomi.

Kurtz, R. S., & Prestera, H. (1976). *The body reveals: An illustrated guide to the psychology of the body.* New York, NY: Harper and Row.

Este libro nos muestra cómo es que el cuerpo guarda las emociones, la experiencia pasada y las maneras de estar. Incluye valiosos aportes acerca de cómo se guardan las heridas en el cuerpo y cómo trabajar en ese espacio. Es una lectura obligatoria para todos aquellos que trabajan con el cuerpo e incluso en psicoterapia.

Weiss H., Johanson G., Monda L., (2015). *Hakomi Mindfulness Centered Somatic Psychotherapy: A Comprehensive Guide To Theory And Practice*, WW Norton

Páginas Web

**Hakomi Educational Network**
<www.hakomiway.ca>

**The Hakomi Institute – USA**
<www.hakomiinstitute.com>

## Técnica de Libertad Emocional (TLE/EFT)

El Método

Gary Craig, quién estudió Thought Field Therapy (TFT, Terapia del Campo del Pensamiento) con el doctor Roger Callaghan, creó este método al simplificar y refinar lo que había aprendido de modo que podría ser aplicado fácilmente ante cualquier dificultad.

Esta simple y rápida técnica es usada para reducir o eliminar miedos y fobias, emociones atrapadas y síntomas físicos, y tiene muchas otras aplicaciones. El método utiliza afirmaciones y pequeños golpes en puntos localizados sobre los meridianos de acupuntura.

En su sitio web original <www.emofree.com> Gary escribe "basándose en nuevos e impresionantes descubrimientos que involucran las energías sutiles del cuerpo, la técnica de libertad emocional (TLE) ha sido efectiva clínicamente en miles de casos de traumas y trastornos de estrés postraumático (PTSD); estrés y ansiedad; miedos y fobias; depresión; deseos adictivos; problemas de niños; y miles de síntomas físicos, incluyendo dolores de cabeza, dolores corporales dificultades para respirar. Cuando es aplicado correctamente cerca del 80% de la gente usando la TLE consigue o una notable mejoría o una completa solución del problema. Además, esta técnica:

- Usualmente funciona donde ninguna otra técnica lo hace

- Suele ser rápida, duradera y amable

- No involucra drogas o equipamiento

- Es fácilmente aprendida por cualquiera

- Puede ser aplicada a uno mismo

La TLE ahora es ampliamente usada y reconocida por profesionales de la salud y de la ayuda, tales como doctores, profesores, coaches, terapeutas, psicólogos y muchos otros. Aunque el cuerpo de psicólogos de los Estados Unidos todavía no la avala, hay muchas investigaciones realizándose para apoyar su eventual reconocimiento.

Gary Craig se retiró en el 2011, tras ofrecer generosamente entrenamiento y material en el método a muy bajo costo a través de numerosos DVDs y seminarios que preparó y entregó.

Gary Craig: fundador

Desde que se retiró oficialmente en el 2011, Gary Craig ha creado un nuevo sitio web <www.emofree.com>. Gary también ha creado tutoriales sobre el Arte de la Entrega en que enseña y comenta los puntos clave del método y su arte de entregar para que el practicante pueda ser más efectivo.

El universo de la TLE (EFT Universe)

El universo de la TLE fue creado justamente antes, o poco tiempo después, del retiro de Gary por sus seguidores y los practicantes apasionados del método. El objetivo era promover la TLE y proveer un entrenamiento con certificación. El sitio web es <www.eftuniverse.com>. Puedes descargar el manual de la TLE gratis y rentar videos en su página web. Para ver un video sobre la TLE hecho por el Universo TLE, dirígete a <youtube/9jTNHHTxG40>. Para rentar videos de entrenamiento, dirígete a <www.1shoppingcart.com/app/?Clk=4757161>.
Entrenamienos con certificación del Universo TLE se encuentran disponibles en

<www.1shoppingcart.com/app/?Clk=4757193>.

Cómo integro esté método a mi perspetiva

La TLE me parce efectiva y rápida, y a menudo consigo resultados sorprendentes. tanto así que enseño TLE básica a casi todos mis clientes y la uso en la mayoría de mis sesiones. Cuando es bien aprendida y aplicada, la TLE puede ser muy poderosa, rápida y transformadora.

La TLE ha sido una de las claves para descubrir, confiar, desarrollar y seguir mi intuición cuando estoy con un cliente. Esto me ha permitido pasar de hacer la técnica, al arte de entregarla. Para mi sorpresa, he descubierto al hacer lecturas de chacra antes y después de usar la TLE que el toque de los puntos meridionales en realidad tiene el efecto de abrir algunos chacras.

Libros

Gary tiene disponibles libros muy buenos y útiles sobre el método. He leído y disfrutado excepcionalmente los siguientes:

Craig, G. (2008a). *The EFT manual*. Santa Rosa, CA: Energy Psychology Press.

Craig, G. (2008b). *EFT for PTSD (post-traumatic stress disorder)*. Fulton, CA: Energy Psychology Press.

Craig, G. (2010). *EFT for weight loss*. Fulton, CA: Energy Psychology Press.

Sitios web

**Gary Craig** <www.emofree.com>

**EFT Universe** <www.eftuniverse.com>

## Sistemas Familiares Interiores (SFI, ó Internal Family Systems IFS)

El método

En los SFI, Richard Schwartz introduce una brillante forma de trabajar con todas las partes que tenemos dentro nuestro que se ocupan de uno de los tres roles principales, muchos o la mayoría de los cuales son inconscientes:

- *Administradores*: estas partes administran nuestra experiencia de vida, usualmente en un intento benevolente de protegernos de algo "malo".

- *Bomberos*: estas partes aparecen como bomberos cuando nos enfrentamos a una situación que en el pasado puede haber sido traumática y requiere una urgente reacción de supervivencia.

- *Exiliados*: las partes de nosotros mismos que no hemos dejado vivir por miedo a ser ridiculizados o heridos.

Schwartz introduce el Yo Esencial, la parte de nosotros que conoce muy bien cómo manejar nuestras vidas y lo hará una vez que aprovechemos su existencia y permitamos que su conocimiento interior, sabiduría e intuición contribuyan y tomen la iniciativa.

Los SFI son extremadamente útiles y eficientes en hacernos conscientes de todas estas partes y transformarlas en aliadas, de modo que su sabiduría innata no se pierda, sino que es aprovechada para enriquecer la vida. Esto libera el esclavo y víctima de estas partes que se crearon en una edad temprana como mecanismos de supervivencia y adaptación.

Nuevas posibilidades, entonces, emergen para crear una vida nutricia para el Yo Esencial.

Cómo integro este método a mi perspectiva

Descubrí el libro de Richard Schwartz (2015) sobre los sistemas familiares interiores cuando estudiaba Hakomi en la isla Prince Eward. El Entrenador Hakomi Greg Johanson nos trajo algo de su amplia biblioteca para compartir.

Fui tan cautivado por lo que leía que terminé la mitad del libro en una tarde, completamente atrapado por lo que Richard ponía frente a mí. Inmediatamente integré los conceptos a mi trabajo con clientes, especialmente cuando era evidente que una parte de mi conciencia estaba ocupando todo y controlando una experiencia particular del cliente.

Se ha vuelto, ahora, uno de los métodos claves en mi aproximación y se combina perfectamente con el Hakomi y la TLE.

Libros

Schwartz, R. C. (2015). *Introducción al modelo de los sistemas de la familia interna. Olivelia*, Barcelona Eleftheria

Schwartz, R. C. (2008). *You are the one you've been waiting for: Bringing courageous love to intimate relationships.* Eugene, OR: Trailheads.

Sitios Web

**Internal Family Systems- The Center for Self Leadership**

## ThetaHealing

<u>El método</u>

ThetaHealing fue creado por Vianna Stibal cuando ella se curaba a sí misma de un tumor canceroso.

El método trabaja directamente con el Creador, Dios o la Fuente para comandar la curación y, luego, ser testigo de los cambios que suceden.

Puede ser usado para muchas cosas, incluida la activación del ADN y el trabajo con creencias, memorias y traumas.

Si bien es simple de usar, puede ser un poderoso método para la curación.

<u>Cómo integro este método a mi perspectiva</u>

Uso ThetaHealing sobretodo para activar partes latentes del ADN para liberar el potencial latente del mapa original del cliente y como catalizador para el desarrollo de todo ese potencial.

Ocasionalmente hago uso de los otros aspectos del método cuando los requiero para mi trabajo.

<u>Libros</u>

Stibal, V. (2000). *Go up and work with God.* Roberts, ID: Rolling Thunder Publishing.

Stibal, V. (2006). *Theta healing.* Idaho Falls, ID: Rolling Thunder Publishing.

<u>Sitios web</u>

**ThetaHealing** <www.thetahealing.com>

**El uso del sonido en la sanación**

El método

Probablemente ya has tenido la experiencia de sentir cómo diferentes tipos de música pueden alterar tus estados de ánimo y suavizarte, relajarte o energizarte. Estoy seguro que has sentido las vibraciones de poderosos altoparlantes al escuchar una banda tocar blues o rock and roll. Probablemente te ha hecho pararte y bailar.

El sonido es vibración, y la masa física del cuerpo es realmente energía, como lo demuestra la fórmula de la relatividad $E=MC^2$ propuesta por Einstein. Las células, que están hechas de moléculas comprimidas de átomos, protones y electrones, responderán a la vibración. Esta vibración ayudará a liberar energía estancada, del mismo modo como el ultrasonido es usado para desintegrar cálculos renales.

Barbara Brennan da las notas para cada chacra en *Manos que curan 2* (Brennan 2006). Jonathan Goldman da el sonido vocal asociado a cada chacta en su libro *Sonidos sanadores: El poder de los armónicos (Cuerpo-Mente.* (Goldman 2011).

| Chakra | Nota (Brennan) | Sonido vocálico (Goldman) |
|---|---|---|
| 7<sup>do</sup> chakra – Corona | Sol | III |
| 6to chakra – 3e Ojo | Re | EYI |
| 5to chakra – Graganta | La | AII |
| 4to chakra – Corozón | Sol | AH |
| 3er chakra –Plexo solar | Fa | OH |
| 2do chakra – Sacro | Re | UUU |
| 1er chakra- Raíz | Sol (- de C media) | UH |

En realidad es posible producir más de una vibración al mismo tiempo si combinamos la forma de la boca con las posiciones de la lengua, manteniendo las fosas nasales en determinadas formas. Esto produce armonías que son muy efectivas para la curación.

Los monjes tibetanos son conocidos por su capacidad para llegar a tonos muy bajos con su voz, como puedes escucharlo en muchas grabaciones. Los sonidos que producen ayudan a arraigarse. La meditación "OM" es otro tipo de poderoso uso del sonido para alterar el estado de conciencia y alinear los chacras.

Distintas modalidades de curación usan diferentes combinaciones de las vibraciones producidas por diapasones, cuencos tibetanos, cuencos de cristal, y voces para remover la energía estancada, las emociones retenidas y las tensiones musculares.

Cómo integro esto a mi perspectiva

Primero aprendí lo del impacto del sonido sobre el cuerpo físico en la Escuela de Curación de Barbaraa Brennan (BBSH), al ver una película del Dr. Guy Manners en que se mostraban partículas de arena formando figuras en 3D por ondas de sonido. Barbaraa también usaba sonido en sus demostraciones de curación.

Después de leer el libro de Jonathan Goldman (2011) sobre curación con sonido, comencé a hacer experimentos, y ahora lo incorporo regularmente en mi trabajo energético, particularmente usando armonías de voces en cada chakra mientras pongo mis manos sobre ellos. También uso sonido en cualquier otra parte del cuerpo que lo pida. Para algunos clientes esto puede ser raro al inicio y provocarles una risa incontrolable, pero es efectivo para influir sobre los chacras y otros bloques energéticos.

Libros

Goldman, J. (2011). *Sonidos sanadores: El poder de los armónicos (Cuerpo-Mente)*. Gaia Ediciones.

Kenyon, T. (1994). *Brain states*. United States Publishing.

Sitios web

**Healing Sounds, Jonathan Goldman**
<www.healingsounds.com>

**Tom Kenyon, Sound Healer**
<www.tomkenyon.com>

## Core Energetics (Energías Nucleares)

<u>El método</u>

El objetivo de Core Energetics es permitir que la esencia nuclear del cliente sea expresada libremente para crear júbilo y placer en lugar de dolor y sufrimiento. El trabajo en Energías Nucleares se trata de transformar y superar los obstáculos que impiden al cliente experimentar su núcleo. El método fue creado por John Pierrakos, que había desarrollado previamente la escuela de Bioenergética con Alexander Lowen. Ambos fueron estudiantes de Wilhelm Reich, quien a su vez estudió con Freud. John Pierrakos combinó los principios y técnicas de la bioenergética y las dimensiones espirituales del Pathwork of Personal Transformation (Trabajo en el Camino de la Transformación Personal, ver la descripción en estos anexos). Core Energetics es la única terapia corporal que yo sepa que incorpora el trabajo de conciencia usando aspectos espirituales de Yo Superior, Yo Inferior y Yo Máscara.

En Core Energetics, trabajamos con el cuerpo para liberar la energía bloqueada retenida por la armadura del cuerpo, esos lugares donde la energía estancada se acumula y la retenemos como tensión y espasmos musculares. Ayudamos a la o el cliente a que se vuelva consciente de los aspectos espirituales y cómo estos impactan en su realidad y obstaculizan sus posibilidades para experimentar felicidad y placer en la vida.

<u>Cómo integro este método a mi perspectiva</u>

Barbaraa Bennan, siendo terapeuta de Core Energetics, incorporó muchos desarrollos y procesos del trabajo de la Energía Nuclear al *curriculum* académico de la Barbara Brennan School of Healing. Me siento inspirado en muchos de los aspectos corporales y de conciencia en mi

254

entrenamiento con Barbaraa, y los incorporo a mi trabajo con clientes cuando sea apropiado para el cliente.

Libros

Pierrakos, J C. (1990). *Core energetics*. Mendocino, CA: Life Rhythm.

Sitios web

**Institute of Core Energetics**
<www.coreenergetics.org>

**Core Energetics Montreal**
www.coreenergeticsmontreal.ca>

## Educación psicosomática (Fascioterapia- el método de Danis Bois)

<u>El método</u>

Danis Bois es un fisioterapeuta y osteópata que descubrió un innato movimiento interno del cuerpo, independiente de cualquier otro movimiento, que palpita a un ritmo estable de dos ciclos por minuto, o 15 segundos por dirección de viaje. Este movimiento, acuñado como Bioritmo Sensorial, se ve alterado o cesa totalmente cuando una parte del cuerpo sufre un trauma o herida y pierde sensibilidad, perceptibilidad y movilidad. Esencialmente, la persona ha perdido conexión consigo misma.

Danis exploró este movimiento a profundidad, y desarrolló un método para devolver al cliente la conexión consigo mismo al tratar la fascia, esa fina membrana que cubre el tejido muscular y de los órganos, y guarda una memoria de todos los traumas experimentados por el cuerpo.

El practicante, con profunda presencia e impulsos intencionales lentos y dirigidos, induce suaves movimientos e interrupciones a distintas partes del cuerpo. De este modo se restaura el biorritmo y la coherencia de las diferentes partes del cuerpo.

El resultado es una reeducación de los sistemas corporales para recuperar sensibilidad, movilidad y la habilidad de percibirlos. Esto tiene un profundo impacto sobre la conexión con el yo. El cliente recupera contacto con las distintas partes del cuerpo; se vuelve consciente de dónde (y quizás de por qué) ha habido desconexión; y, con la ayuda de un terapeuta, puede comenzar a aplicar lo que surja para crear nuevas posibilidades en su vida.

El método usa las siguientes cinco herramientas:

- Introspección sensorial: meditación centrada en el cuerpo
- Terapia manual
- Movimiento sensorial
- Diálogo
- Escritura

Cómo integro este método a mi aproximación

Uso este método cuando necesito trabajar físicamente en el cuerpo, además de trabajar energéticamente.

Libros

Muchos libros existen en francés, pero solo soy consciente de uno que ha sido traducido al inglés.

Bois, D. (2009). *The wild region of lived experience: Using somatic psychoeducation.* Berkeley, CA: North Atlantic Books.

Bois, D. Josso, M. C. & Humpich, M. (2009). *Sujet sensible et renouvellement du moi: les contributions de la fasciathérapie et de la somato-psychopédagogie.* Ivry: Point d'appui.

Páginas web

**Center for Applied Research and Study**
<www.cerap.org/index.php/en>

257

**Yoga**

El yoga se originó en India como una forma de preparar el cuerpo para profundas sesiones de meditación. La palabra se origina de una palabra en sánscrito que significa "unir" - uniendo cuerpo y mente o espíritu. La práctica de yoga unifica el cuerpo y la mente, aumenta la fuerza muscular y la flexibilidad, relaja, aumenta el poder de la respiración, y tiene muchos efectos curativos en niveles físicos y psicológicos.

He descubierto que gracias a que hago de 15 a 30 minutos de yoga diariamente los últimos 30 años, aproximadamente, me he ayudado a mantener mis músculos tonificados y a mantener y mejorar mi flexibilidad.

Además, mi respiración y capacidad aeróbica parecen estar por encima del promedio; especialmente noto esto cuando estoy haciendo deporte y ejercicio físico en compañía de otros, que a menudo suelen agotarse con relativamente poco esfuerzo, mientras mi respiración se mantiene lenta y regular.

Hay muchos tipos de yoga, muy numerosos como para mencionarlos. Cada uno tiene su propio enfoque.

Los estudios de yoga abundan y son fácilmente accesibles; los cursos son relativamente baratos.

Lo mejor de la práctica de yoga es que puedes realizarla en tu hogar o donde sea que estés. Puedes llevarlo contigo.

## Meditación

La palabra en inglés deriva del latín "meditatio", que significa "pensar, contemplar o ponderar".

Las múltiples formas de meditación apuntan a entrenar la mente para evitar ser tomada por pensamientos extraños y a desarrollar la habilidad para alcanzar una conciencia plena y para ser consciente. La práctica de la meditación desarrolla el Yo Observador, de modo que el Observador se desliga de la parte que está experimentando. Esto mejora la habilidad de concentrarse y disminuye el drama en torno a la experiencia. La persona que medita regularmente está más relajada, consciente de sí misma, y es más capaz de responder a la experiencia. A través de la práctica consistente, uno eventualmente se desapega más del Ego o el "Yo" con el que uno usualmente se identifica completamente.

La meta última es desarrollar la habilidad de estar en continua meditación o continuamente consciente, y de esta manera poder vivir la vida con el Observador siempre activo y observando lo que el Yo está experimentando.

Los yoguis y monjes tibetanos en profundos estados de meditación pueden controlar las funciones de su cuerpo y cerebro. Muchos estudios se han realizado recientemente usando escaneadores de cerebro que confirman el efecto de la meditación en la función y actividad cerebral. Muchos de estos estudios son citados en *The Mindful Brain* (Siegel, 2007).

Hay muchas formas de meditación, algunas muy pasivas y otras muy activas. La meditación puede ser realizada en la clásica posición de piernas cruzadas, o mientras comes, caminas o realizas otro tipo de movimiento. Algunas formas de meditación incluyen:

- Meditación Transcendental, que se volvió muy popular en la última parte del siglo XX y hasta ahora es ampliamente practicada. Muchos experimentos científicos se han realizado, como puede ser encontrado en la página web: <www.trancenet.org/tmresearch.htm>. Algunas investigaciones han mostrado que en las ciudades en que un gran número de personas ha realizado este tipo de meditación al mismo tiempo, la tasa de crimen disminuyó.

- Meditación en consciencia plena. Esta es ampliamente promovida por Thich Nhât Hanh y desarrolla la capacidad para alcanzar una conciencia plena.

- Meditación Vipassana. Esta es una forma de meditación enseñada por Buda que puede ser experimentada en jornadas intensivas de 3 a 10 días.

- Meditación Zen. Esta es muy conocida y practicada.

La meditación puedes practicarla solo o en grupo. La energía colectiva de un grupo reforzará y profundizará la experiencia de la meditación.

No necesariamente necesitas meditar por horas para que sea beneficioso. Simplemente si te sientas por diez o quince minutos al día puedes ayudar a centrar y a calmar tu mente.

## Meditación Temblando Ratu Bagus

Experimenté esta meditación bioenergética durante una estadía de seis días en el ashram Ratu Bagus en Bali, Indonesia, y me pareció tan efectiva que la sigo practicando todos los días.

Ratu Bagus, maestro espiritual con poderes extraordinarios, desarrolló esta forma de meditación bioenergética y entrena estudiantes locales e internacionales en su centro (el ashram Ratu Bagus) en las pendientes del Monte Agung, Bali, Indonesia.

Reproduzco el siguiente texto con autorización, del sitio web <www.ratubagus.com>.

Para algunos es conocida como *Shaking* (Temblar), una práctica que verdaderamente cambia tu vida, hecha posible por la transmisión que viene de la energía del maestro Ratu Bagus. Esta transmisión de energía enciende el fuego sagrado que duerme dentro de cada uno de nosotros y recurre a nuestro propio sistema de energía, para recordar y "despertar" la capacidad natural de nuestros cuerpos para la curación a nivel físico, emocional, mental y espiritual.

Esta energía es completa, ya que trabaja en muchos niveles, no solo el físico, con un énfasis en la "práctica", en lugar de en la teoría o la técnica. Ratu nos enseña que un gran entendimiento sobre nosotros mismos ocurre no con la mente, sino cuando permitimos que la energía se conecte con una parte mucho más profunda de nosotros mismo- a través de nuestra propia experiencia. Entonces la transformación puede ocurrir espontáneamente, removiendo todos los bloqueos que nos impiden alcanzar nuestro máximo potencial.

## La práctica

La práctica se manifiesta como movimiento del cuerpo. Al seguir la alta vibración de energía, podríamos sentir nuestro cuerpo temblar, moverse espontáneamente, o girar, lo que es a la vez simple y poderoso. Muchos practicantes reportan cambios de vida en un corto espacio de tiempo como resultado.

Cuando nos sintonizamos en la conexión con la energía, el cuerpo "recuerda" y la energía comienza a movernos. Esto se siente maravilloso; algunos los describen como una sensación de calor en el cuerpo, o un sentimiento de electricidad o fuego en el interior. Otros dicen que se siente como conectarse con su alma, el Dios interior, su yo original.

Cuando practicamos, permitimos que la energía entre en nuestros cuerpos y confiamos que esta energía inteligente nos dará todo lo que necesitamos. El fuego sagrado nos regresará a nuestro estado natural de armonía, unidad, paz, júbilo y salud radiante. Este regalo está disponible para todos, no hay edad o habilidad que no pueda practicar la Meditación bioenergética.

"Om Swastiastu Ratu Bagus"

Ese mantra es usado durante la práctica, mientras se medita y se entrena. Al centrar nuestra atención en él, en realidad estamos llamando a la energía a ayudarnos. Ratu dice que es muy simple, pero completo.

## El proceso

Procesar es fundamental para crecer en la práctica. A medida que la energía se vuelve más fuerte en el cuerpo, empuja todo aquello que es negativo. Este procesamiento es la forma natural del cuerpo de limpiarse. Esta liberación física y emocional puede manifestarse de diversas maneras, como toser, reír, gritar, bailar, etc.

Mientras más practicamos y construimos una relación con la luz divina interior, más nos puede enseñar. Las respuestas a las preguntas profundas que tenemos sobre nosotros mismos, nuestra vida y nuestro propósito se hacen claras. Con el tiempo, la vida vuelve a ganar su cualidad mágica, sentimos una mayor habilidad para conectar con la vida, nos volvemos más sanos, más vibrantes y sentimos una mayor libertad y amor por nosotros mismo y aquellos que nos rodean.

## Medicina de la risa

Ser positivo es central en las enseñanzas de Ratu, vivir de esa energía sin importar lo que suceda en nuestras vidas. Durante el entrenamiento la gente suele experimentar risa incontrolable, verdadera risa que surge desde lo profundo de uno mismo, del alma. Ratu dice que cuando experimentamos esta risa despierta todos los chakras, permitiendo que la energía trabaje correctamente en el cuerpo. Reír ayuda a la conexión con el alma, tras ello es más fácil ocuparse del cuerpo físico; con esta fuerte conexión con lo divino podemos volvernos libres. Podemos dejar ir todos los apegos, elevar nuestra consciencia y encontrar el paraíso interior si seguimos nuestra risa. Ratu siempre dice: "Problema- no hay problema", cuando reímos permitimos a la vida llenarse de pensamientos y sentimientos positivos.

"Cuando practicamos aprendemos a amarnos a nosotros mismos, y luego podemos ir por la vida con una sonrisa. Amarnos a nosotros mismos significa que nos estamos curando a nosotros mismos"- Ratu Bagus.

## Libros

Donder, K. (n.d.) *Ratu Bagus Bio-Energy*. Muncan, Bali, Indonesia: Ratu Bagus Ashram.

De momento este libro solo está disponible a través del sitio web del Ashram Ratu Bagus.

Otro libro, escrito en indonesio, está en procesos de ser traducido al inglés.

<u>Sitios Web</u>

**Ratu Bagus Ashram** <www.ratubagus.com>

## Biodanza

Difícil es explicar lo que es Biodanza; participar en ella es la mejor manera de entenderla. Durante los seis años en que he estado practicándola semanalmente, puedo decir que me ha ayudado a profundizar mi capacidad para relacionarme con los demás. Me siento más comodo en los grupos, he crecido en mi autoestima y en la confianza en mi mismo, y me siento más arraigado con mi identidad. Todo esto se nota en mis relaciones. He desarrollado también amistades maravillosas. No soy un facilitador calificado, pero déjenme tratar de describir la Biodanza a partir de mi propia experiencia.

Se trata de una actividad grupal diseñada para evocar la experiencia del momento presente de la vida en toda su intensidad, completamente sentida y experimentada plenamente en el momento. En otras palabras, fomenta "una experiencia total de la vida, el sentimiento de estar intensamente vivo." Este "evento" se llama Vivencia, terminó acuñado por su creador Rolando Toro. Es el sistema afectivo-motriz que integra lo que esta ocurriendo en nuestro interior, con nuestros cuerpos y viceversa.

Las Vivencias siempre comienzan con un círculo de participación en el que los asistentes hablan de sus experiencias en Vivencias anteriores y cómo les afectó, a no ser que ellos sean participantes por primera vez. Luego de esto, el facilitador presenta un tema y lo elabora para esa tarde (o día o fin de semana, lo que sea el caso) la Vivencia comienza y termina con un círculo de danzantes. A lo largo del proceso el facilitador propone varios ejercicios para hacerlos solos, con una pareja o en grupo. El facilitador hace una demostración del ejercicio para estimular a los participantes y sus neuronas espejo, después de lo cual se invita a los participantes a que hagan el ejercicios. Todos los ejercicos se hacen sin hablar.

Los participantes regulares se benefician de la profundización del proceso y de sus relaciones con los miembros del grupo. La Biodanza se focaliza y apoya en lo que está funcionando bien, para ayudar a mejorarlo sin ningún esfuerzo focalizado lo que puede ser difícil en la vida. En este sentido es un proceso transformativo.

Para los que recién comienzan es posible vivir la experiencia durante sesiones introductorias en las tardes o sumándose a un grupo semanal.

Pagina Web:

**Biodanza** <www.biodanza.org>

266

# Otras Perspectivas Efectivas

## El Camino (Pathwork)

Eva Brock canalizó la experiencia espiritual de "El Guía" transcrita en una serie de 258 charlas. Esta serie de canalizaciones se transformó en el fundamento de El Camino, un camino de despertar espiritual y transformación de cuatro años de duración.

Este extracto del Pathwork® lo estamos usando con el permiso de la International Pathwork Foundation. Para obtener más información acerca del camino, por favor visite <www.pathwork.org>.

*El Pathwork es un camino espiritual de auto-purificación y de auto-transformación en todos los niveles de la conciencia. Enfatiza la importancia de reconocer y aceptar el Yo Inferior o lado sombra de nuestra naturaleza, aprendiendo a conocerlo y en último análisis, transformarlo. El Pathwork nos ayuda a entender que es a través de un autoexamen honesto con herramientas y prácticas, cuidadosamente aplicadas, podemos superar y remover los obstáculos internos que nos impiden vivir plenamente a partir de nuestro Yo Dios, nuestra verdadera naturaleza.*

*Todos nosotros ansiamos vivir relaciones más profundas y más amorosas y todos queremos más placer físico, vitalidad y abundancia. En último análisis, todos queremos sentir el propósito de nuestras vidas que solamente viene de un contacto íntimo con Dios. El Pathwork es una recolección de enseñanzas que nos ayudan a vernos y comprendernos a nosotros mismos, ayudándonos a remover gradualmente los obstáculos que nos separan de los demás, que nos separan de nuestra fuente de creatividad y energía vital de nuestro núcleo divino. El Pathwork no es dogmático, no requiere pertenecer a un sistema de creencias ni nos pide que abandonemos nuestras prácticas religiosas o creencias que nos nutren y apoyan. Sí nos pide estar dispuestos a examinar nuestras creencias y a aceptar la autoridad máxima del verdadero yo. El Pathwork también nos motiva a desarrollar un ego saludable y maduro. Ya que es solamente cuando el ego se fortalece y purifica de todos sus conceptos errados sobre la vida y su tarea, que puede ir más allá de sí mismo y reconocer que es solamente una parte –aunque sea una parte vital- de un ser más grande. Al usar el ego para que se trascienda a si mismo se nos permite un camino para ser plena y conscientemente lo que somos: Nuestro Yo Real, nuestro Yo Dios.*

Libros

Pierrakos, E. (1990). *The pathwork of self-transformation.* Del Mar, CA: Pathwork Press.

Thesenga, S. (2004), *Vivir sin máscaras :método Pathwork para enfrentar los patrones destructivos que limitan tu realización personal.* (Traducción Andrés Leites), México, D.F. : Pax México.

Pierrakos, E, compiled by Saly, J. (1993). *Creating union: A compilation of Eva's lectures.* Del Mar, CA: Pathwork Press.

Thesenga, D., Pierrakos, E. (2004) *No Tengas el mal : el métdo Pathwork para transforma el ser inferior.* Del Mar, CA: Pathwork Press.

Página web

**Pathwork Foundation** <www.pathwork.org

## El Trabajo de Byron Katie (The Work)

<u>El método</u>

Byron Katie desarrollo un método sorprendentemente simple y efectivo para ver las dificultades que tenemos en la vida y para aceptar la realidad tal como ella es en vez de aquello que nosotros quisiéramos que sea.

La técnica implica formularnos cuatro preguntas breves relativas a la situación que no nos hace felices y que nos gatilla a reaccionar, y cómo darle vuelta para poder ver otros aspectos.

Luego de identificar cual es la dificultad como por ejemplo "John me hace bullying" las cuatro preguntas (Katie, 2009):

- ¿Es verdad?

- ¿Sabes que es absolutamente cierto?

- ¿Cómo reaccionas cuando tienes ese pensamiento?

- ¿Quién serias si no pensaras así?

Luego uno cambia y lo dice de otra manera. Por ejemplo si la dificultad es "John me hace bullying" entonces explora esa frase en varias formas como por ejemplo:

- Yo le hago bulling a John

- Yo le hago bulling a otros

Byron creo una escuela para entrenarse en este método y organizo talleres intensivos en los que los participantes pueden aprenderlo y trabajar sobre sus propios desafíos para transformar su experiencia de la realidad.

Ella ha entrenado a muchos terapeutas para que ayuden a otras personas en el proceso.

Libros

Katie, B. (2009). *Amar lo que es* (Traducción Luz Hernández Gascón). Books4pocket.

Página web

**The Work** <www.thework.com>

**Comunicación no violenta**

La comunicación no violenta fue creada por Marshall Rosenberg.

En *"Comunicación noviolenta : un lenguaje de vida"* (Rosenberg, 2016) el autor nos muestra primero que la comunicación de la manera en la que habitualmente la hacemos bloquea la compasión. El demuestra luego cómo observar sin evaluar ni juzgar y también cómo reconocer nuestros propios sentimientos y emociones. Él diferencia sentimientos de no-sentimientos. Luego nos habla acerca de cómo hacernos responsables.

El nos explica que la furia nos indica que hay una necesidad que no ha sido satisfecha y nos muestra cómo identificar esa necesidad. Nos enseña ese método de comunicación a partir de nuestra verdad sin culparnos a nosotros mismos ni al otro, hablando acerca de los hechos que han sido observados, expresando furia, y pidiendo (no exigiendo) aquello que necesitamos para que esta situación no se repita.

Este método muy eficiente se enseña en todo el mundo. Puedes sumarte a los círculos que lo practican a fin de integrar el método a tu vida cotidiana.

Libros

Rosenberg, M. (2016). *Comunicación noviolenta : un lenguaje de vida*. Barcelona Acanto D. L.

D'Ansembourg, T. (2010). *Cessez d'être gentil: soyez vrai !*. Montréal: les Éd. de l'homme.

Vidal-Graf, S., & Vidal-Graf, C. (2002). *La colère, cette émotion mal aimée: exprimer sa colère sans violence*. Saint-Julien-en-Genevois: Jouvence.

Página Web

**The      Center      for      Nonviolent      Communication**

## Ho O'ponopono

En su libro *"Cero límites límites : las extraordinarias enseñanzas del ho'oponopono, el método hawaiano para purificar tus creencias"* (vitale, 2007) el autor relata que el doctor Ihaleakala Hew Len usó este método para cerrar completamente un ala del hospital psiquiátrico curando a todos los pacientes sin trabajar directamente con ellos.

El método se basa en asumir responsabilidad total por las acciones de todos (incuyendo la propia). La aplicación de este método es engañosamente simple. Consiste en repetir las siguientes cuatro sentencias mientras uno tiene en la consciencia una situación o problema.: *"Te amor. Lo siento. Por favor perdóname. Gracias."*

Según el Dr. Len, las dificultades de nuestras vidas se derivan de la repetición de recuerdos del pasado almacenados en nuestra consciencia (nuestros recuerdos y los que compartimos con otras personas). Las frases que citamos funcionan al limpiar recuerdos y al dejarlos partir, lo que nos permite crear lo que realmente queremos en nuestras vidas a partir de un "Estado Cero" nuevo creado, un estado de posibilidades infinitas aun no realizadas.

Libros

Vitale, J, & Hew Len, I. (2007). *Cero límites : las extraordinarias enseñanzas del ho'oponopono, el método hawaiano para purificar tus creencias* (EXITO) (traducción Pablo Ripollés Arenas). Ediciones Obelisco S. L.

Páginas web

## Ho'oponopono – Resources and Tools
<www.ho-oponopono.org>

## La práctica del Tonglen

El Tonglen es una práctica de la compasión, basada en la respiración dirigida al sufrimiento propio o al de otra persona o a la sanación de emociones relacionadas con el sufrimiento específico al que se quiere sanar.

Es unificador, ya que cuando se practica Tonglen, nos damos cuenta que nuestro sufrimiento o el sufrimiento de otra persona, en realidad lo experimentan muchas personas al mismo tiempo. De esta manera, al trabajar sobre nuestra situación particular estamos a la vez ayudando a todos los demás.

El Tonglen puede ser practicado como una forma de meditación formal en cualquier momento, cuando se sienta necesario y apropiado.

Soygal Rimpoche dedica a esta práctica todo un capítulo de su obra *El Libro Tibetano de la Muerte* (Rimpoche 2015, cap. 12), donde explica paso a paso cómo hacerlo para uno mismo, para los demás y para el medio ambiente.

Pema Chodron hace una descripción muy completa y concesa de esta práctica en su página web que citamos más abajo.

Libros

Rinpoche, S. (2015). *El libro tibetano de la vida y de la muerte*. Barcelona Urano.

Chodron, P. (2015) *Cuando todo se derrumba : palabras sabias para momentos difíciles*. Móstoles : Gaia

Página web

**Shambala, Pema Chodron**
<www.shambhala.org/teachers/pema/tonglen1.php>

# BIBLIOGRAFIA

**ESPAÑOL**

Bach, R. (2008) *Ilusiones* (traducción Eduardo Goligorsky). Barcelona, España: Ediciones : Zeta Bolsillo. 2008.

Brennan, B. A. (2016) *Manos que curan : el libro guía de las curaciones espirituales*. Barcelona : Sa Martinez Roca.

Brennan, B. A. (2006) *Manos que curan 2 : hágase la luz, (traducción Jordi Vidal; Thomas J. Schneider; Joan Tartaglia)* Buenos Aires : Martinez Roca.

Chodron, P. (2015) *Cuando todo se derrumba : palabras sabias para momentos difíciles*. Móstoles : Gaia.

Dale, C. (2012) *Cuerpo sutil, El: Una enciclopedia sobre la anatomía energética (traducción Carlos Ossés)*. Editorial Sirio.

Desjardins, A. (2017). *La audacia de vivir* (traducción Alfonso Colodrón). Ediciones La Llave.

Ford, D. (2001). *Los buscadores de Luz*. Diagonal.

Goldman, J. (2011). *Sonidos sanadores: El poder de los armónicos (Cuerpo-Mente)*. Gaia Ediciones.

Horan, P. (2009). *Abundancia a través del Reiki: La energía vital universal como expresión de la verdad que eres*. Editorial Sirio.

Johanson, G., & Kurtz, R. S. (1998). *Revelación de La Gracia*. Cuatro Vientos.

Judith, A. (2015). *Cuerpo de Oriente, Mente De Occidente* (Traducción Carlos, Ossés Torrón). Arkano Books.

Katie, B. (2009). *Amar lo que es* (Traducción Luz Hernández Gascón). Books4pocket.

Kornfield, J. (2006). *Camino con corazón ; guía a través de los peligros y promesas de la vida espiritual.* Barcelona : Los Libros de la Liebre de Marzo.

Kurtz, R. S. (2018). *The Hakomi Way.* Independent Publisher

Lowen, A. (1996). *El Gozo : la entrega al cuerpo y a los sentimientos.* Buenos Aires Era Naciente.

Lübeck, W. (2014). *Reiki : El camino del corazón.* Malaga, Editorial Sirio.

Lübeck, W., Petter, F. A., & Rand, W. L. (2015). *El Espíritu de Reiki.* Uriel.

Martin, D. E. (2019). *Mindfulness en el cuerpo: el espíritu de Hakomi – La psicoterapia como práctica espiritual.* Editorial Eleftheria

Ogdon, P., Minton, K., & Pain, C. (2011). *El trauma y el cuerpo : un modelo sensoriomotriz de psicoterapia.* Bilbao : Desclée de Brouwer.

Rinpoche, S. (2015). *El libro tibetano de la vida y de la muerte.* Barcelona Urano.

Rosenberg, M. (2016). *Comunicación noviolenta : un lenguaje de vida.* Barcelona Acanto D. L.

Schwartz, R. C. (2015). *Introducción al modelo de los sistemas de la familia interna.* Olivelia, Barcelona Eleftheria

Stibal, V. (2016). *Theta healing : una poderosa técnica de sanación energética.* Móstoles, Madrid Arkano Books.

Thesenga, D., Pierrakos, E. (2004) *No Tengas el mal : el métdo Pathwork para transforma el ser inferior.* Del Mar, CA: Pathwork Press.

Tolle, E. (2013). *El poder del ahora : una guía para la iluminación espiritual* (traducción Miguel Iribarren Berrade). Gaia.

Tolle, E. (2017). *Un Nuevo mundo, ahora* (traducción Juan Manuel; Ibeas Delgado). Desbolsillo.

Vitale, J, & Hew Len, I. (2007). *Cero límites : las extraordinarias enseñanzas del ho'oponopono, el método hawaiano para purificar tus creencias (EXITO)* (traducción Pablo Ripollés Arenas). Ediciones Obelisco S. L.

Williamson, M. (2008). *Volver al amor.* Books4pocket.

**FRANCÉS**

Bach, R. (1996). Illusions : *Le messie récalcitrant.* Paris : J'ai lu.

Bois, D. (2006). Le moi renouvelé : *Introduction à la somato-psychopédagogie.* Paris : Éditions Point d'appui.

Bois, D., Josso, M. C., & Humpich, M. (2009). Sujet sensible et renouvellement du moi : les contributions de la fasciathérapie et de la somato-psychopédagogie. Ivry : Point d'appui.

Brennan, B. A. (1993). *Le pouvoir bénéfique des mains* (traduction, A. Sinet). Paris : Sand.

Brennan, B. A. (1995). *Guérir par la lumière* (traduction, F. Austin). Paris : Tchou.

Chodron, P. (1999). *Quand tout s'effondre : conseils d'une amie pour des temps difficiles.* Paris : la Table Ronde.

Craig, G. (2012). *Le manuel d'EFT* : Emotional Freedom Techniques (ouvrage publié sous la direction de C. Carru). Paris : Dangles éd.

D'Ansembourg, T. (2010). *Cessez d'être gentil : soyez vrai !*. Montréal : les Éd. de l'homme.

Desjardins, A. (2002). *Arnaud Desjardins au Québec*. Montréal (Québec) : Stanké.

Desjardins, A. (1998). *L'audace de vivre*. Paris : la Table Ronde.

Ford, D. (2003). *La part d'ombre des chercheurs de lumière : recouvrez votre pouvoir, votre créativité, votre éclat et vos rêves* (traduction, C. Feuillette). Montréal (Québec) : du Roseau.

Honervogt, T. (1998). *Reiki ou L'art de guérir et d'harmoniser avec les mains* (traduction, J. Brunet). Paris : le Courrier du livre.

Horan P. (2004). Reiki, *Soigner, se soigner : L'énergie vitale canalisée par vos mains* (traduction, A. Derouet-Delmont). Nouv. éd. Paris : Éd. Medicis.

Katie, B., & Mitchell, S. (2003). *Aimer ce qui est – Quatre questions qui transforment votre vie* (traduction, M.-B. Daigneault). Outremont (Québec) : Éditions Ariane.

Kornfield, J. (1998). *Périls et promesses de la vie spirituelle : un chemin qui a du cœur* (traduction, G. Gaudebert & J.-P. Bouyou). Paris : La Table Ronde.

Kurtz, R. S., & Prestera, H. (1989). *Ce que le corps révèle* (traduction, J. Busiaux). Paris : Éd. Greco.

Lowen, A. (1995). *La joie retrouvée* (traduction, M. Coulin). St-Jean-de-Braye (France) : Éditions Dangles.

Lübeck, W. (1993). *Les voies du cœur* (traduction, C. Gauffre). Paris : G. Trédaniel.

Mary, R. (2005). *Le Reiki Aujourd'hui : De l'origine aux pratiques actuelles*. Barret-sur-Méouge, FR : Le Souffle d'Or.

Motz, J. (1999). *Les mains de vie et d'énergie : une thérapeute de l'énergie révèle comment utiliser l'énergie du corps pour se soigner et se transformer* (traduction, K. Holmes). Paris : Tchou.

Pierrakos, E. (1993). *Le chemin de la transformation* (traduction, P. Favro). Saint-Jean-de Braye : Dangles.

Pierrakos, E., & Saly, J. (2009). *Créer l'union : le sens spirituel des relations* (traduction, P. Favro). Montréal : Éditions Mots en toile.

Pierrakos, J. C. (1991). *Le noyau énergétique de l'être humain ou les sources intérieures de l'amour et de la santé* (traduction, S. Mouton). Paris : Sand.

Rinpoche, S. (1993). *Le livre tibétain de la vie et de la mort* (rédaction, P. Gaffney & A. Harvey; traduction, G. Gaudebert & M.-C. Morel). Paris : la Table Ronde.

Rosenberg, M. (1999). *Les mots sont des fenêtres, (ou des murs) : introduction à la communication non violente* (traduction, A. Cesotti & C. Secretan). Paris : Éditions Jouvence.

Schwartz, R. C. (2009) *Système familial intérieur, blessures et guérison : un nouveau modèle de psychothérapie* (traduction, M. Vazire, L. Holdship, F. Le Doza). Issy-les-Moulineaux : Elsevier-Masson.

Tolle, E. (2000). *Le pouvoir du moment présent*. Outremont (Québec) : Ariane éd.

Tolle, E. (2005). *Nouvelle terre : l'avènement de la conscience humaine* (traduction, A. Olivier). Outremont (Québec) : Ariane.

Vidal-Graf, S. & Vidal-Graf, C. (2002). *La colère, cette émotion mal aimée : exprimer sa colère sans violence.* Saint-Julien-en-Genevois : Jouvence.

Vitale, J., & Ihaleakala H. L. (2009). *Zéro limite* (traduction, S. Ouellet). Bois-des-Fillions (Québec) : Messageries Benjamin.

**INGLÉS**

Barstow, C. (2007). *Right use of power: The heart of ethics.* Boulder, CO: Many Realms Publishing.

Brennan, B. (1999). *Seeds of the spirit.* Barbara Brennan Inc.

Brennan, B. (2018). *Core Light Healing: My Personal Journey and Advanced Healing Concepts for Creating the Life You Long to Live,* Hay House Inc.

Craig, G. (2008a). *The EFT manual.* Santa Rosa, CA: Energy Psychology Press.

Craig, G. (2008b). *EFT for PTSD (post-traumatic stress disorder).* Fulton, CA: Energy Psychology Press.

Craig, Gary. (2010). *EFT for weight loss.* Fulton, CA: Energy Psychology Press.

Donder, K. (n.d.) *Ratu Bagus Bio-Energy.* Muncan, Bali, Indonesia: Ratu Bagus Ashram.

Fisher, R. (2002). *Experiential psychotherapy with couples: A guide for the creative pragmatist.* Phoenix, AZ: Zeig, Tucker and Theisen Inc.

Frost, R. (1916). *Mountain interval.* New York, NY: Henry Holt and Company.

Grad, B. R. (1965). Some biological effects of laying-on of hands: A review of experiments with animals and plants. *Journal of the American Society for Psychical Research, 59,* 95-127.

Haberly, H. J. (1990). *Hawayo Takata's story.* Olney, MD: Archedigm Publications.

Honervogt, T. (1998). *The power of Reiki: An ancient hands-on healing technique.* New York, NY: Owl Books-Henry Holt and Company.

Horan, P. (1990). *Empowerment through Reiki: The path to personal and global transformation.* Twin Lakes, WI: Lotus Light Publications.

Johnson, S. M. (1985). *Characterological transformation: The hard work miracle.* Markham, ON: Penguin Books.

Johnson, S. M. (1994). *Character styles.* New York, NY: W. W. Norton & Company.

Judith, A. & S. Vega (1993). *The sevenfold journey: Reclaiming mind, body, and spirit through chakras.* Freedom, CA: Crossing Press.

Kenyon, T. (1994). *Brain states.* United States Publishing.

Kornfield, J. (1993). *A path with heart: A guide through the perils and promises of spiritual life.* New York: Bantam Books.

Kurtz, R. S., & Prestera, H. (1976). *The body reveals: An illustrated guide to the psychology of the body.* New York, NY: Harper and Row.

Kurtz, R. S. (1990). *Body-centered psychotherapy: The Hakomi Method.* Mondocino, CA: LifeRhythm.

Kurtz, R. S. (2018). *The Hakomi Way.* Independent Publisher

Lowen, A. (1995). *Joy: The surrender to the body and to life.* New York, NY: Penguin Books.

Lübeck, W. (1996). *Way of the heart.* Twin Lakes, WI: Lotus Press.

Lübeck, W., Petter, F. A., & Rand, W. L. (2001). *The spirit of Reiki.* Twin Lakes, WI: Lotus Press.

Martin, D. E. (2019). *The Practice of Loving Presence: a Mindful Guide to Open-hearted Relating,* Port Perry, ON: Stone's Throw Publications.ce m

Mary, R. (2005). *Le Reiki aujourd'hui: De l'origine aux pratiques actuelles.* Barret-su-Méouge, FR: Le Souffle d'Or.

Motz, J. (1998). *Hands of life.* New York, NY: Bantam Books.

Ogdon, P., Minton, K., & Pain, C. (2006). *Trauma and the body: A sensorimotor approach to psychotherapy.* New York, NY: W. W. Norton & Company.

Pierrakos, E. (1990). *The pathwork of self-transformation.* Del Mar, CA: Pathwork Press.

Pierrakos, E, compiled by Saly, J. (1993). *Creating union: A compilation of Eva's lectures.* Del Mar, CA: Pathwork Press.

Pierrakos, J. C. (1990). *Core energetics.* Mendocino, CA: Life Rhythm.

Rinpoche, S. (1993). *The Tibetan book of living and dying.* New York, NY: Harper Collins.

Rosenberg, M. (2003). *Non-violent communication.* Encinitas, CA: PuddleDancer Press.

Schwartz, R. C. (1995). *Internal family systems therapy.* New York, NY, The Guilford Press.

Schwartz, R. C. (2008). *You are the one you've been waiting for: Bringing courageous love to intimate relationships.* Eugene, OR: Trailheads

Siegel, D. J. (2007). *The mindful brain: Reflection and attunement in the cultivation of well-being.* New York, NY: W. W. Norton & Company.

Stibal, V. (2000). *Go up and work with God.* Roberts, ID: Rolling Thunder Publishing.

Stibal, V. (2006). *Thetahealing.* Idaho Falls, ID: Rolling Thunder Publishing.

Taylor, K. (1995). *The ethics of caring: Honoring the web of life in our professional healing relationships.* Santa Cruz, CA: Handford Mead Publishers.

Thesenga, D. (1993). *Fear no evil: The Pathwork Method of transforming the lower self.* Del Mar, CA: Pathwork Press.

Thesenga, S. (1994). *The undefended self.* Del Mar, CA: Pathwork Press.

Tolle, E. (2004). *The power of now: A guide to spiritual enlightenment.* Novato, CA: New World Library.

Tolle, E. (2005). *A new earth: Awakening to your life's purpose.* Detroit, MI: Gale.

Vidal-Graf, S. & Vidal-Graf, C. (2002). *La colère, cette émotion mal aimée : exprimer sa colère sans violence.* Saint-Julien-en-Genevois : Jouvence.

Vitale, J, & Hew Len, I. (2007). *Zero limits: The secret Hawaiian system for wealth*. Hoboken, NJ: John Wiley and Sons.

Williamson, M. (1992). *A return to love: Reflections on the principles of a Course in Miracles*. New York: Harper Collins.

# ACERCA DEL AUTOR

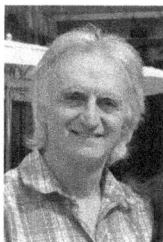

Roland ha sido un Maestro Reiki desde 1997 y ha enseñado Reiki desde 1998.

Después de haber trabajado durante 28 años en el campo de la ingeniería como ingeniero y gerente de proyectos, cambió el rumbo de su vida para convertirse en un facilitador de la curación con el fin de trabajar estrechamente con otras personas para acompañarlos en su viaje personal de curación y transformación.

Desde que se graduó de la Escuela de Curación Barbara Brennan en 2002, ha seguido estudiando y agregando herramientas para integrar en su enfoque global.

Ha completado estudios avanzados en educación en la Escuela de Curación Barbara Brennan, es un practicante y entrenador certificado de Hakomi, practicante de Core Energetics, posee certificados básicos y avanzados en TLE, así como un certificado en Somato-PsychoEducation (SPE) y fasciatherapy (Método Danis Bois).

Roland trabaja con individuos y ofrece cursos de Reiki, así como varios otros talleres sobre crecimiento y transformación personal.

Actualmente ejerce su practica en Montreal, Quebec, Canadá.<www.rolandberard.com>

# OTROS TRABAJOS DEL AUTOR

*Edición digital en inglés de este libro.*

Unas versiónes impresa y digital (eBook) de este libro estan disponible en los siguientes sitios web:

Reiki- Un poderoso catalizador para el crecimiento personal y la curación

ISBN-13: 978-0-99191z2-5-7

<www.smashwords.com/books/view/ 941894>

<www.amazon.com>

También, versiones en francés e inglés de este libro están disponibles.

*Le Reiki- Puissant catalyseur de transformation personnelle y de guérison*

Impresa- ISBN-13: 973-0-9919112-3-3

Digital – ISBN-13: 973-0-9919112-0-2

*Reiki – A Powerful Catalyst for Personal Growth and Healing*

Impresa- ISBN-13: 973-0-9919112-2-6

Digital – ISBN-13: 973-0-9919112-1-9

**Artículos**

Los siguientes artículos del autor están disponibles en esta página web:

<www.rolandberard.com> bajo Resources/MyArticles

- Charting the Progress of Healing using Brennan Healing Science – An Evaluation of Results (Mapeo del progreso haciendo uso de la Ciencia de la Sanación Barbara Brennan. Evaluación de resultados).

- The Power of Intention in Focusing Groups (El póder de la intención en los grupos de Focussing.)

- Reiki y Brennan Healing Science — Similarities and Differences (El Reiki y la Ciencia de la Sanación Barbara Brennan- Similitudes y diferencias)

www.ingramcontent.com/pod-product-compliance
Lightning Source LLC
Chambersburg PA
CBHW031501270326
41930CB00006B/188